関節学ハンドブック

―― 著 ――

飯島　治之
盆子原　秀三
山本　清

医歯薬出版株式会社

【著者略歴】

飯島治之（いいじま はるゆき）

昭和54年 3月	北海道大学理学部生物学科卒業
昭和54年 4月	東京女子医科大学解剖学教室入局
平成10年 4月	東京女子医科大学看護学部解剖学講師
平成16年 4月	東京女子医科大学看護学部解剖学准教授
平成24年 4月	了德寺大学客員教授
	東京女子医科大学医学部非常勤講師
平成27年 4月	北海道リハビリテーション大学校解剖学講師

盆子原秀三（ぼんこはら しゅうぞう）

昭和61年 3月	九州リハビリテーション大学校卒業
昭和61年 4月	鹿島労災病院リハビリテーション科
平成元年 4月	東京通信病院リハビリテーション科主任
平成 8年 1月	札幌総合医療専門学校理学療法科副学科長
平成12年 4月	江東病院リハビリテーション室技師長
平成15年 4月	了德寺学園両国リハビリテーション専門学校
平成22年 4月	了德寺大学健康科学部理学療法学科教授

山本清（やまもと きよし）

昭和52年 3月	日本柔道整復専門学校卒業
昭和54年 9月	日本鍼灸理療専門学校卒業
昭和60年 9月	東京板橋区山本接骨院開設院長
平成 2年12月	柔道整復師専科教員養成課程修了
平成23年 4月	了德寺大学健康科学部 整復医療・トレーナー学科教授
平成24年 2月	モンゴル国立健康科学大学附属健康技術大学准医師養成課程講師（JICA派遣）
平成28年 3月	東京女子医科大学大学院解剖学教室研究生修了

This book was originally published in Japanese
under the title of：

KANSETSUGAKU HANDOBUKKU
（Handbook of Joints）

IIJIMA, Haruyuki, et al

IIJIMA, Haruyuki
Tokyo Women's Medical University

© 2019 1st ed.

ISHIYAKU PUBLISHERS, INC.
7-10, Honkomagome 1 chome, Bunkyo-ku,
Tokyo 113-8612, Japan

序　文

　本書は，「解剖学」を出発点として「運動学」，「評価学」，「臨床」をコンパクトに結びつけていくという構成になっています.

　解剖学の関節の構成から始まり，それを囲む関節包や靱帯の役割を理解することで，身体のしくみについての理解が深まります.

　さらにその関節の動きがどれくらいあるかを評価する方法として，関節可動域測定法（ROM）を同時に学ぶことができます. そして最後に，その関節が臨床でどのように重要かについて，異常動作の観察のポイントや典型的な疾患の知識を示すことで解説しています. とくに疾患からその関節の弱点となる構造を表すことで，その関節の特徴をより深く理解できるようにしました.

　主要科目における知識の関連づけを重視していますので，その内容については今一度，参照・参考文献を用いてさらに深めていただきたいと思います.

　本書は，理学療法士，作業療法士，柔道整復師・鍼灸師，看護師の養成学校の学生を主に対象にしています.

2019年10月

著者一同

本書の見方　その1

　本書は関節の「解剖学」を出発点として，「運動学」「関節可動域の評価」「臨床」をコンパクトに結びつけていくという構成になっています．

　原則として，見開き2ページ単位で構成されています．

　左頁には，その関節の形状による動きの特徴を表しています．ま

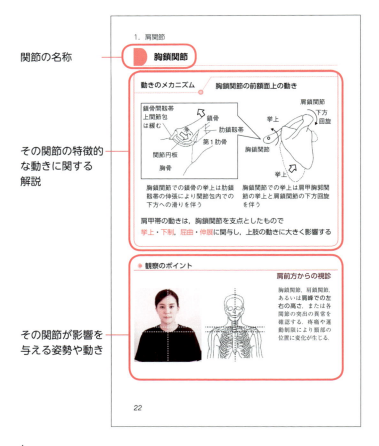

関節の名称

その関節の特徴的な動きに関する解説

その関節が影響を与える姿勢や動き

た，その頁下には，観察のポイントとして，その関節が影響を与える姿勢や動きを解説しています．

見開きの右頁では，その関節の可動域における基本軸，移動軸，参考角度，および制限要因が示されています．また，その頁下には，関節可動域以外でのその関節の評価手技が解説されています．

この見開きで，関節の特徴的な動きと評価を学習することができます．

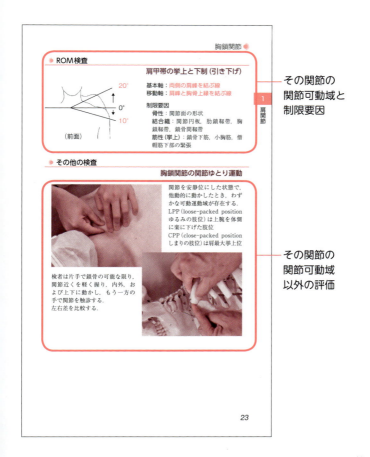

その関節の関節可動域と制限要因

その関節の関節可動域以外の評価

本書の見方　その2

　特に臨床で，その関節に生じる代表的な疾患について「臨床で考えよう」，「画像を視るポイント」で説明を加えています．

　原則として，見開き2ページ単位で構成されています．

　「臨床で考えよう」では，疾患の特徴，症状について外観の写真をもとに説明をしています．その外観の対象者のX線像が頁下の

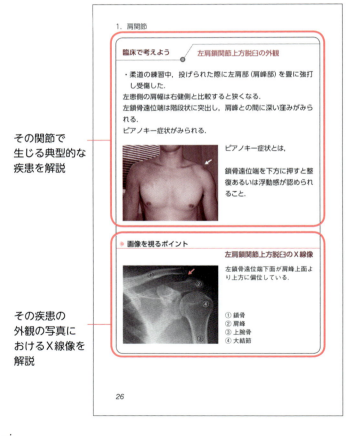

「画像を視るポイント」で説明され、これにより病態像を理解できます.

見開きの右頁は、左頁の代表的疾患における発症機序が説明されています.

本書の見方　その1で、その関節の基本的な特徴を理解したうえで、疾患からその関節の弱点となる構造を学びます.

このことで、各関節の特徴をより深く理解できます.

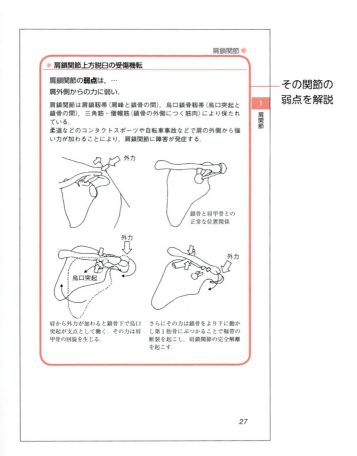

その関節の弱点を解説

目　次

序　文　*iii*　　　　　　　　　　本書の見方　*iv*

序　論

関節の分類　*1*

　1）運動性による分類　*1*

　2）運動の方向性による分類
　　　2

　3）関節の形状による分類　*2*

可動関節（滑膜性関節）　*5*

　1）可動関節の構造　*5*

　2）可動関節の特徴　*5*

滑膜　*6*

靱帯　*7*

関節運動の表現　*9*

関節可動域（ROM；range
　of motion）　*10*

関節の構築学的（関節包内）
　な動き　*12*

1　肩関節

　1）関節の区分　*13*

　2）靱帯の分布　*14*

　3）滑液包の分布　*15*

　4）X線像　*16*

　5）CT像　*17*

　6）MRI像　*18*

　7）MRI像（水平断）　*19*

　8）肩関節周囲の動脈分布　*20*

肩の動き　*21*

胸鎖関節　*22*

肩鎖関節　*24*

肩甲上腕関節（1）　*28*

肩甲上腕関節（2）　*32*

肩甲上腕関節（3）　*36*

肩甲胸郭関節　*40*

2　肘関節

1) 関節の区分　*43*
2) 靱帯の分布　*44*
3) 滑液包の分布　*45*
4) X線像（正面）　*46*
5) X線像（側面）　*47*
6) CT像　*48*
7) MRI像　*49*
8) 肘関節周囲の動脈分布　*50*
肘の動き　*51*
腕尺関節　*52*
腕橈関節・上橈尺関節・下橈
　尺関節　*56*

3　手の関節

1) 関節の区分　*61*
2) 靱帯の分布　*62*
3) 手の支帯，腱鞘　*64*
4) X線像　*65*
5) CT像　*66*
6) MRI像　*67*
7) 手の動脈分布　*68*
手の動き　*69*
橈骨手根関節　*70*
橈骨手根関節と手根中央関節
　72
母指手根中手関節（CM関節）
　76
母指の中手指節関節（手のMP
　関節）　*80*
第Ⅱ～Ⅴ指の中手指節関節
　（手のMP関節）　*82*

4　股関節・仙腸関節

股関節　*87*
1) 関節の区分　*87*
2) 靱帯の分布　*88*
3) 股関節周囲の滑液包の分布
　89
4) X線像　*90*
5) CT像　*91*
6) MRI像（前頭断）　*92*
7) MRI像（水平断）　*93*
8) 股関節周囲の動脈分布
　94
股関節の動き　*95*
股関節（1）　*96*
股関節（2）　*100*

股関節（3） 104
股関節（4） 108
仙腸関節 110
　1）骨盤の関節の区分 110
　2）骨盤周囲の靭帯 111
3）骨盤のX線像 112
4）骨盤のCTおよびMRI像 113
　仙腸関節 114

5　膝関節

1）関節の区分 117
2）靭帯の分布 118
3）滑液包の分布 120
4）X線像 121
5）CT像 122
6）MRI像（前頭断） 123
7）MRI像（矢状断） 124
8）MRI像（水平断） 125
9）膝関節周囲の動脈分布 126
膝の動き 127
脛骨大腿関節（1） 128
脛骨大腿関節（2） 132
膝蓋大腿関節 138

6　足関節

1）関節の区分 143
2）靭帯の分布 144
3）滑液包の分布 146
4）X線像 147
5）CT像 148
6）MRI像 149
7）足の動脈分布 150
足部の動き 151
距腿関節と下脛腓関節 152
距腿関節 156
距骨下関節 160
中足趾関節（足のMP関節） 164

7　脊柱・顎関節

頸椎 170
1）頸椎の関節の区分 170

2）頸椎の靱帯の分布　171
3）頸椎のX線像　172
4）頸椎のCT像　173
5）頸椎のMRI像　174
頸部の動き　175
環椎後頭関節・正中環軸関節・椎間関節：頸椎伸展　176
環椎後頭関節・正中環軸関節・椎間関節：頸椎屈曲　178
正中環軸関節・椎間関節：頸椎回旋　180
環椎後頭関節・椎間関節：頸椎側屈　182
胸椎・腰椎　184

1）胸椎の関節の区分　184
2）胸椎のMRI像　185
3）腰椎のX線像　186
4）腰椎のMRI像　187
胸腰椎の動き　188
椎間関節：胸腰部伸展　189
椎間関節：胸腰部屈曲　190
椎間関節：胸腰部回旋　192
椎間関節：胸腰部側屈　193
5）胸肋関節と肋椎関節　197
肋椎関節　198
顎関節　200
1）関節の区分　200
2）顎関節の靱帯の分布　201
3）MRI像　202
顎関節　203

参考文献　204

索　引　205

◆COLUMN◆

肩肢位別での肩内外旋関節可動域の制限要因　42
関節の脱臼・骨折による神経損傷　86
膝軟部組織損傷を評価するための各検査法　136

変形性膝関節症に対してのレッグエクステンション運動は可動域に注意　142
全身関節弛緩性の評価　168

序　論

■ 関節の分類 ■

1）運動性による分類

　関節は2つまたはそれ以上の骨が隣接して形成されるが，隣接面（関節面）の形状によって運動性が大きく異なる．その運動性により不動関節，自由可動関節に区分される．

不動関節

　相対する骨端の間隙が密着するか，あるいは結合組織で満たされほとんど運動性がない構造で，さらに3つに区分される．

<u>線維性連結</u>：間隙や骨間が結合組織で埋められる．
- 靱帯結合：靱帯や膜状の結合組織で結合する．
  例：下脛腓関節，前腕骨間膜
- 縫合：骨間がわずかな結合組織で満たされ運動性がほとんどない．頭蓋にみられる．
  例：冠状縫合，矢状縫合

<u>軟骨性結合</u>：骨間が線維性軟骨で埋められる．
- 恥骨間結合

<u>骨結合</u>：骨間を埋める軟骨が骨化し，骨質同士の結合となる．
- 寛骨：腸骨，坐骨，恥骨の間の結合
- 仙骨：仙椎同士の結合

自由可動関節（滑膜性関節）

　相対する骨端が凸面（関節頭）と凹面（関節窩）というようにフィットする構造となっており，運動性に富む．また，関節包の内面に滑膜が存在し，滑液を分泌することで運動を円滑にしている．形状や運動の方向性により分類される．

2) 運動の方向性による分類

1軸性関節（自由度1）
　運動軸は1つであり，一面だけで運動が可能
　　蝶番関節
　　　らせん関節
　　車軸関節

2軸性関節（自由度2）
　2つの運動軸があり，2つの面で運動が起こる
　　顆状関節
　　鞍関節

多軸性関節（自由度3）
　　球関節
　　臼状関節

平面関節（半関節）

3) 関節の形状による分類

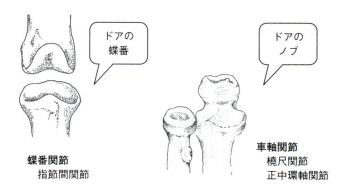

ドアの蝶番

蝶番関節
指節間関節

ドアのノブ

車軸関節
橈尺関節
正中環軸関節

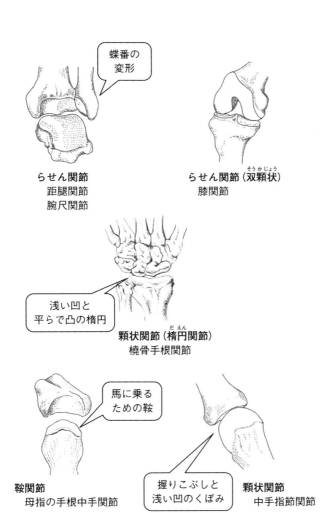

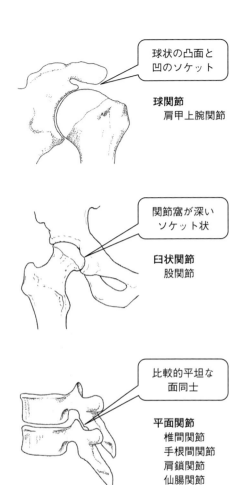

■ 可動関節（滑膜性関節）■

1) 可動関節の構造

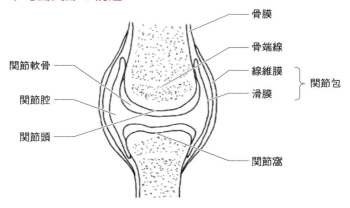

2) 可動関節の特徴
・動きがある
・関節を形成する両骨端は、多くの場合一方は凸面、他方は凹面である
・関節腔がある
・関節軟骨（硝子軟骨）で覆われている
・関節は全体が関節包（線維膜と滑膜）で含まれている
　　線維膜：弾力性、血管に乏しい　神経は豊富
　　滑膜：神経、血管が豊富
・滑液がある
・靱帯がある

ときにある組織：関節円板または半月板、関節唇、脂肪体、滑膜ヒダ

■ 滑 膜 ■

　滑膜から滑液が分泌され，吸収される．
滑　膜
　関節包内層だけでなく，関節軟骨以外の関節内骨表面，関節内靱帯の表面も覆っている．
　滑膜の内下層は毛細血管や線維芽細胞に富む，ここから成分の一部が通過する．

滑液とは
・性状は透明〜淡黄色
・ヒアルロン酸を多く含み粘稠性がある．
・弱アルカリ性

滑液の役割
・関節面の潤滑
・関節軟骨への栄養補給
　　成熟した関節軟骨には血管，リンパ管がないため
・関節での衝撃緩衝
・関節の保護

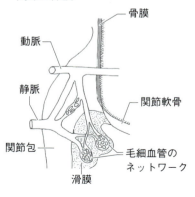

関節が動くことにより新鮮な滑液が関節軟骨に吸収され，同時に古い滑液が関節軟骨から排出される．

■ 靭　帯 ■

　2つの骨を連結する束状あるいは帯状の膠原線維が主体となる結合組織で，多くは伸縮性の少ない結合組織で構成されるが，黄色靭帯（脊柱）のように弾性線維に富むものもある．

　主に関節包の外側をおおうが，関節内において2つの骨を連結する関節内靭帯も存在する．

　機能により以下に区分される．
・付着靭帯：骨同士の連結を強固にする
・補強靭帯：関節包を補強する
・抑制靭帯：関節の可動域を制限する
・指示靭帯：運動の方向性を決定する
・導靭帯：血管，神経などを導く

関節の安定性，動きの制限，動きの誘導を行う

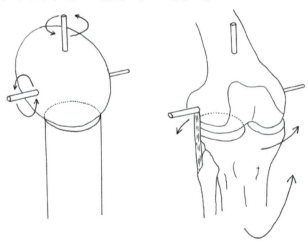

　膝関節の動き（右）を顆状関節に例えた場合（左）．2つの回転軸をピンで表す．膝外側側副靭帯の緊張が下腿の伸展，内反（内転），回旋を制限している．

関節包靱帯と関節包外靱帯がある

関節包靱帯
　関節包の外層である線維膜が特定の運動に抵抗・制御するために肥厚したもの
　　膝十字靱帯，腸骨大腿靱帯など

関節包外靱帯
　関節包から独立した靱帯．
　　烏口鎖骨靱帯，烏口肩峰靱帯など

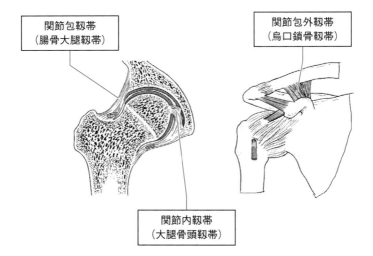

靱帯と腱の違い

靱帯はコラーゲン束が不規則，腱の線維は平行．
靱帯は異なる方向の張力に対応，腱は一方向のみ．

■ 関節運動の表現 ■

からだの面（軸）と体肢の運動

関節運動の表現は，その動きによって名称が決まっている．

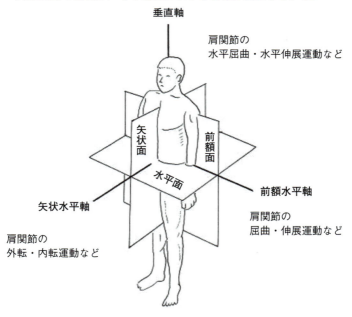

運動の自由度

1つの関節に，
  1軸性の動きしかない関節を　自由度が1，
  2軸性の動きをもつ場合は　自由度が2，
  3軸性の動きをもつ場合は　自由度が3
という．

■ 関節可動域（ROM；range of motion）■

 円滑な身体の動きを得るためには，各関節での可動性が確保されていなければならない．

関節が生理的範囲内で動くためには

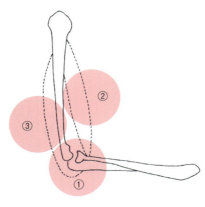

①関節の構築学的な障害がない（関節軟骨，滑膜，関節包，靱帯など）
②運動を行う筋（働筋）の筋力が十分ある
③その動きの反対の筋（拮抗筋）が十分に伸張する

この3つのことが必要で，1つでも問題があると正常な可動性が阻害されることになる．

（肘関節自動屈曲の場合）

ROM測定には自動的ROM測定と他動的ROM測定がある

 自動的ROMは被験者が自分の力のみで関節を動かしたときの角度．

 他動的ROMは検者が関節を動かしたときの角度．

 この差により，筋収縮力以外の関節包や靱帯の伸張性，骨性，拮抗筋の伸張性などによる制限因子を知ることができる．

関節可動域は

性別，年齢，筋の発育度合，職業，または損傷や疾病等によって左右される．関節の部位によっても差がある．

関節の動きの全範囲を全域，二分する線を境に，内域と外域に区分される．境を中間域という．

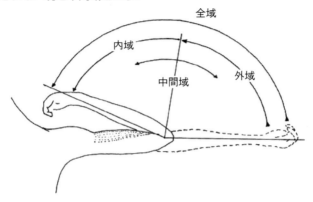

可動域の最終域には抵抗感がある

関節を他動的に最終域に動かした際に，検者が感じ得る抵抗感を最終域感という．

筋性組織	軟部組織	膝屈曲（大腿と下腿後面の軟部組織の接触）
	筋の伸張	膝伸展位で股関節屈曲（ハムストリングスの他動的な弾性のある張力）
	関節包の伸張	指の中手指節間関節の伸展（掌側の関節包の張力）
	靭帯の伸張	前腕の回外（下橈尺関節における掌側橈尺靭帯，骨間膜，斜索の張力）
骨性	骨と骨の接触	肘伸展（上腕骨の肘頭窩と尺骨の肘頭との接触）

■ 関節の構築学的（関節包内）な動き ■

　一般的な関節では関節包内において遊びがある．基本的には，転がり，滑り，軸回転の運動である

凹凸の法則

　一般的な関節では一方の関節面が凸面で，他方が凹面となり，運動している関節面が凹面か凸面かによって，一定の動きの法則がある．

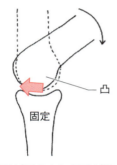

凹面が固定され凸面が動く際は，凸面は動きの逆方向に動く

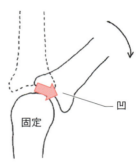

凸面が固定され凹面が動く際は，凹面は動きの方向に動く

節の不動の肢位と緩みの肢位

緩みの肢位 (LPP；loose packed position)
　関節に生じるストレスが最小となる肢位（関節角度）をさす．
　関節包や靭帯が相対的に緩み，関節面が最も離開している．
　一般に，関節の適応性は中間域付近で最小である．

締まりの肢位 (CPP；close packed position)
　関節包や靭帯が緊張している肢位であり，関節面が密着して固定されている．そのため，最も関節が安定している肢位でもある．
　一般に，関節の最大適応性は最終可動域付近である．

1 肩関節

　肩関節は肩甲骨,鎖骨,上腕骨により構成されるが,広義には,以下に区分される.
肩甲上腕関節,肩鎖関節,胸鎖関節,肩峰下関節,肩甲胸郭関節
ただし,肩峰下関節と肩甲胸郭関節は生理的な関節であり,骨同士が接する正式の関節ではない.
狭義には肩甲上腕関節を指す.

1) 関節の区分

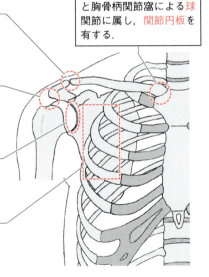

肩鎖関節:鎖骨肩峰端と肩峰先端(肩峰関節面)による平面関節で内部に関節円板を有する.

胸鎖関節:鎖骨の胸骨端と胸骨柄関節窩による球関節に属し,関節円板を有する.

肩峰下関節:第2関節ともいわれ,肩峰下滑液包が存在する.生理的関節.

肩甲上腕関節:第1関節ともいわれ,肩甲骨の関節窩と上腕骨頭による球関節である.

肩甲胸郭関節:肩甲骨と胸郭との間に形成される生理的関節.

1. 肩関節

2) 靱帯の分布

烏口肩峰靱帯：烏口突起の前端から肩峰の前端を結ぶ．

肩鎖靱帯：肩鎖関節を包む靱帯．

烏口鎖骨靱帯：烏口突起と鎖骨体の肩峰端側を結ぶ靱帯で菱形靱帯（左）と円錐靱帯（右）に区分される．

烏口上腕靱帯：烏口突起の基部から肩関節の上面を横走し，上腕骨の大結節と小結節に至る．

上肩甲横靱帯：肩甲切痕の上を横に渡る靱帯．

関節上腕靱帯：肩甲上腕関節を包む薄い靱帯で，上，中，下を区分する．

上腕横靱帯：結節間溝の上を横に渡り上腕二頭筋長頭腱を固定する．

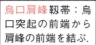
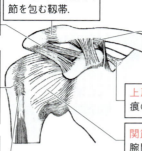

鎖骨間靱帯：左右の鎖骨を結ぶ靱帯．

肋鎖靱帯：鎖骨と第1肋骨を結ぶ靱帯．

胸鎖靱帯：胸鎖関節を包む靱帯．

関節円板

関節内胸肋靱帯：肋軟骨先端と胸骨を結ぶ関節内靱帯．

肋骨肋軟骨関節

肩関節の解剖

3) 滑液包の分布

肩峰皮下包：肩峰と皮膚の間にある滑液包.

烏口腕筋下滑液下包：烏口突起と関節包の間にある滑液包.

肩峰下包：肩峰下関節にある滑液包.

肩甲下筋腱下包：肩甲下筋腱と上腕骨の間にある滑液包.

三角筋下包：三角筋と上腕骨大結節との間にある滑液包.

二頭筋長頭腱鞘：上腕二頭筋長頭腱が結節間溝を通過する部位にある滑液鞘.

広背筋腱下包：広背筋腱と上腕骨の間にある滑液包.

大円筋腱下包：大円筋腱と上腕骨の間にある滑液包.

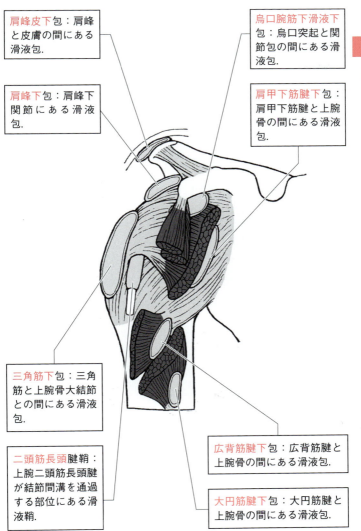

1. 肩関節

4) X線像

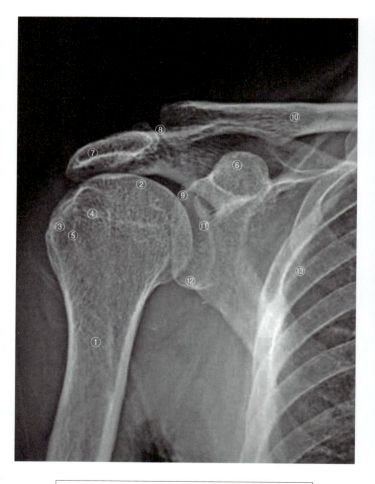

① 上腕骨　　⑥ 烏口突起　　⑩ 鎖骨
② 上腕骨頭　⑦ 肩峰　　　　⑪ 関節窩
③ 大結節　　⑧ 肩鎖関節　　⑫ 関節下結節
④ 小結節　　⑨ 関節上結節　⑬ 肋骨
⑤ 結節間溝

5) CT像

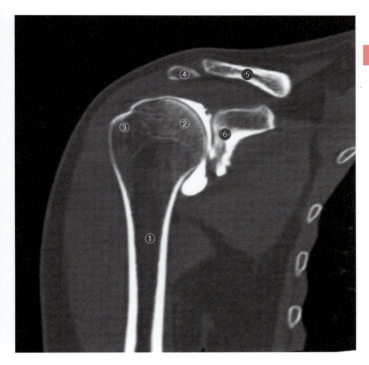

① 上腕骨　④ 肩峰
② 上腕骨頭　⑤ 鎖骨
③ 大結節　⑥ 関節窩（肩甲骨）

1. 肩関節

6) MRI像

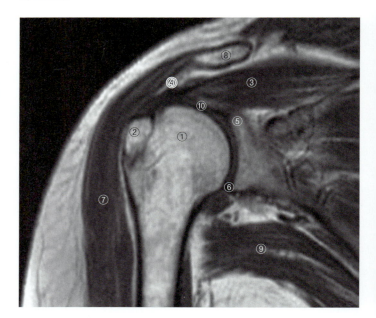

① 上腕骨頭
② 大結節
③ 棘上筋
④ 烏口肩峰靱帯
⑤ 上関節唇
⑥ 下関節唇
⑦ 三角筋
⑧ 肩峰
⑨ 大円筋および広背筋
⑩ 二頭筋長頭腱

肩関節の解剖

7) MRI像（水平断）

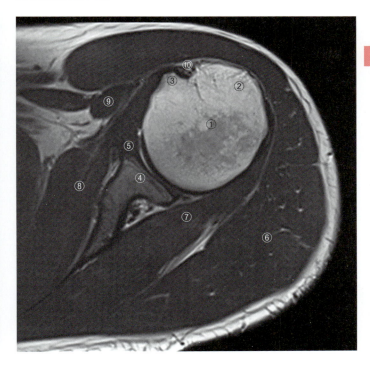

① 上腕骨頭	⑥ 三角筋
② 大結節	⑦ 棘下筋
③ 小結節	⑧ 肩甲下筋
④ 肩甲骨関節窩	⑨ 上腕二頭筋短頭
⑤ 関節唇	⑩ 上腕二頭筋長頭腱

1. 肩関節

8) 肩関節周囲の動脈分布

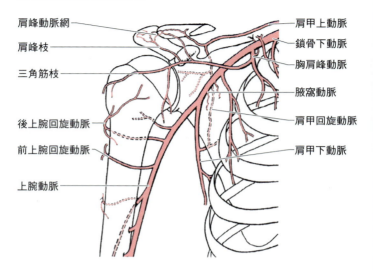

肩の動き

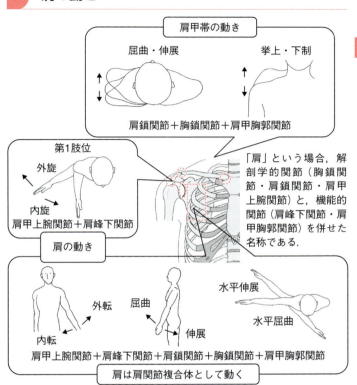

「肩」という場合，解剖学的関節（胸鎖関節・肩鎖関節・肩甲上腕関節）と，機能的関節（肩峰下関節・肩甲胸郭関節）を併せた名称である．

肩は肩関節複合体として動く

関節名	肩甲帯の動き		肩の動き			
	挙上／下制	屈曲／伸展	屈曲／伸展	外転／内転	内／外旋 第1肢位	水平外／内転
胸鎖関節	◎	◎	○	○		○
肩鎖関節	○	○	○	○		○
肩峰下関節			○	○	○	
肩甲上腕関節			◎	◎	◎	◎
肩甲胸郭関節	○	○	○	○		○

（◎：主な関節の動き）

1. 肩関節

胸鎖関節

動きのメカニズム / 胸鎖関節の前額面上の動き

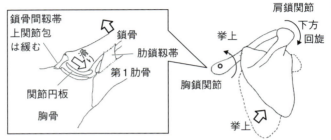

胸鎖関節での鎖骨の挙上は肋鎖靱帯の伸張により関節包内での下方への滑りを伴う

胸鎖関節での挙上は肩甲胸郭関節の挙上と肩鎖関節の下方回旋を伴う

肩甲帯の動きは，胸鎖関節を支点としたもので
挙上・下制，屈曲・伸展に関与し，上肢の動きに大きく影響する

● 観察のポイント

肩前方からの視診

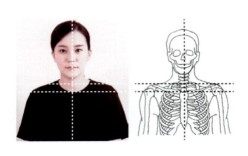

胸鎖関節，肩鎖関節，あるいは肩峰での左右の高さ，または各関節の突出の異常を確認する．疼痛や運動制限により頸部の位置に変化が生じる．

胸鎖関節

● ROM検査

肩甲帯の挙上と下制 (引き下げ)

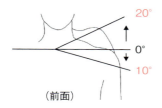
(前面)

基本軸：両側の肩峰を結ぶ線
移動軸：肩峰と胸骨上縁を結ぶ線

制限要因
　骨性：関節面の形状
　結合織：関節円板，肋鎖靱帯，胸鎖靱帯，鎖骨間靱帯
　筋性(挙上)：鎖骨下筋，小胸筋，僧帽筋下部の緊張

● その他の検査

胸鎖関節の関節ゆとり運動

関節を安静位にした状態で，他動的に動かしたとき，わずかな可動運動域が存在する．
LPP (loose-packed position ゆるみの肢位) は上腕を体側に楽に下げた肢位
CPP (close-packed position しまりの肢位) は肩最大挙上位

検者は片手で鎖骨の可能な限り，関節近くを軽く握り，内外，および上下に動かし，もう一方の手で関節を触診する．
左右差を比較する．

1. 肩関節

肩鎖関節

動きのメカニズム｜肩鎖関節の水平面上の動き

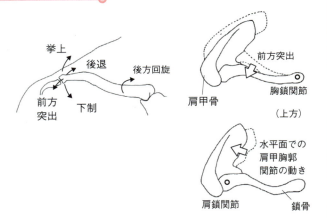

肩鎖関節での肩甲骨の動きは自由度3で，わずかな動きであるが肩甲胸郭関節に最大限の可動性を提供する．

● 観察のポイント

リーチ動作

肩甲骨の前方突出は，胸鎖関節の屈曲と肩鎖関節の水平面での回旋を伴う．これらの関節が障害すると，上肢の前方リーチに影響する．

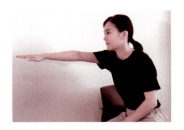

手の把持の自由度を上げるには肘での到達機能における調節が必要になる．このリーチ動作には，肘だけではなく肩甲帯の屈曲，さらに体幹の回旋を伴う．

肩鎖関節

● ROM検査

肩甲帯の屈曲と伸展

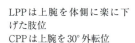
（上方）

屈曲 20°
0°
伸展 20°

基本軸：両側の肩峰を結ぶ線
移動軸：頭頂と肩峰を結ぶ線

制限要因
　骨性：関節面の形状
　結合織：関節円板，肋鎖靱帯，
　　胸鎖靱帯，鎖骨間靱帯
　筋性(屈曲)：僧帽筋と菱形筋緊張
　　(伸展)：小胸筋，前鋸筋

● その他の検査

肩鎖関節の関節ゆとり運動

検者は片手で鎖骨の可能な限り，関節近くを軽く握り，内外，および上下に動かし，もう一方の手で関節を触診する．左右差を比較する．

LPPは上腕を体側に楽に下げた肢位
CPPは上腕を30°外転位

1. 肩関節

臨床で考えよう　　左肩鎖関節上方脱臼の外観

- 柔道の練習中，投げられた際に左肩部（肩峰部）を畳に強打し受傷した．

左患側の肩幅は右健側と比較すると狭くなる．

左鎖骨遠位端は階段状に突出し，肩峰との間に深い窪みがみられる．

ピアノキー症状がみられる．

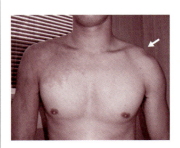

ピアノキー症状とは，

鎖骨遠位端を下方に押すと整復あるいは浮動感が認められること．

● 画像を視るポイント

左肩鎖関節上方脱臼のX線像

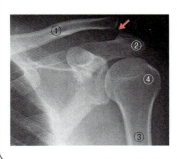

左鎖骨遠位端下面が肩峰上面より上方に偏位している．

① 鎖骨
② 肩峰
③ 上腕骨
④ 大結節

肩鎖関節

肩鎖関節上方脱臼の受傷機転

肩鎖関節の**弱点**は，…
肩外側からの力に弱い．

肩鎖関節は肩鎖靱帯（肩峰と鎖骨の間），烏口鎖骨靱帯（烏口突起と鎖骨の間），三角筋・僧帽筋（鎖骨の外側につく筋肉）により保たれている．
柔道などのコンタクトスポーツや自転車事故などで肩の外側から強い力が加わることにより，肩鎖関節に障害が発症する．

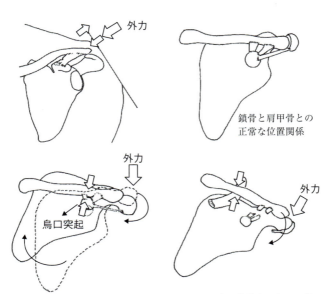

外力

鎖骨と肩甲骨との
正常な位置関係

外力

烏口突起

外力

肩から外力が加わると鎖骨下で烏口突起が支点として働く．その力は肩甲骨の回旋を生じる．

さらにその力は鎖骨をより下に動かし第１肋骨にぶつかることで靱帯の断裂を起こし，肩鎖関節の完全解離を起こす．

1. 肩関節

肩甲上腕関節（1）

動きのメカニズム / 関節内での骨頭の動き

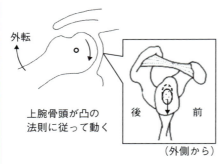

上腕骨頭が凸の法則に従って動く

（外側から）

上腕骨が外転すると関節窩と骨頭との接触面は下方に移動する

屈曲運動では接触面は後方に動きながらわずかに下降する

外旋運動ではわずかに前方へ移動する

上腕骨が外転すると関節窩と骨頭との接触面は<u>下方</u>に移動する

● 観察のポイント

姿勢による可動性への影響

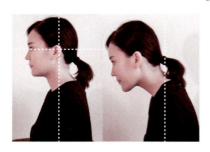

頭部が前方移動すると肩甲骨は前傾して，いわゆる円背になる．そうすると烏口肩峰アーチが下がり，上腕骨大結節との間にストレスが生じることにより肩の屈曲制限が起こる．
ROM測定においてはなるべく脊柱を伸展して測定することが必要である．

肩甲上腕関節 (1)

ROM検査

肩の屈曲と伸展

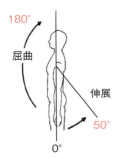

基本軸：肩峰を通る床への垂直線
移動軸：上腕骨

制限要因
【屈曲】
結合織：烏口上腕靱帯後部束，関節包後部
筋性：大・小円筋，棘下筋，広背筋，大胸筋胸肋部線維の緊張

【伸展】
結合織：烏口上腕靱帯の前部束，関節包の前部の緊張
筋性：大胸筋鎖骨部線維，前鋸筋の緊張

その他の検査

肩甲上腕関節の関節ゆとり運動

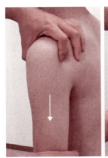 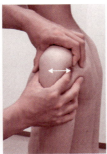 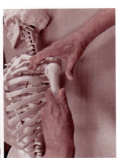

左図：上腕を下方へ牽引して骨頭と肩峰下の陥凹を触診する
中図：肩峰を固定して上腕骨の近位部を前後に移動させる
左右差を確認する．

1. 肩関節

臨床で考えよう　　右腱板損傷の外観

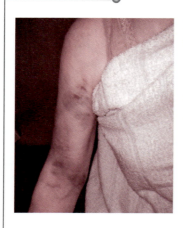

室内で足を滑らせ，手をつき転倒し，受傷した．
肩が挙がらなくなり来院した．

数日後，右患側の上腕前面から肘にかけて皮下出血斑を認める．

画像を視るポイント

腱板損傷のX線像

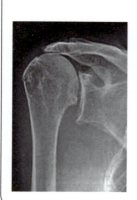

腱板の断裂により肩峰と上腕骨頭との間隙が狭くなる．
肩峰下端と骨頭上端の距離をAHI（acromio humeral interval）と呼ぶ．正常では6mm以上で，これが狭いと腱板断裂等が疑われる．

肩甲上腕関節 (1)

腱板損傷 (rotator cuff 損傷) の受傷機転

肩甲上腕関節の**弱点**は，…
球関節で関節窩が浅いため不安定である．

上記を補うために働く小さな筋のことを総称して腱板 (rotator cuff) という．

発生機序
1回の外力で発生する場合もあるが，加齢等による変性に加え，腱板脆弱部に繰り返しの張力がかかり，変性が進行し損傷する．

腱板 (回旋筋腱板) を構成する筋
棘上筋・棘下筋・小円筋・肩甲下筋，この四筋は単独または複数で損傷する．
特に棘上筋は解剖学的に損傷を受けやすい．断裂部位は血行に乏しい大結節から1.5cm近位部に多い．

分 類
(1) 完全断裂
(2) 不全断裂 ┤ 滑液包面断裂
　　　　　　 │ 腱内断裂
　　　　　　 │ 関節面断裂

検 査
有痛弧徴候 (painful arc sign)
クレピタス (crepitus)
インピンジメント徴候
 〔impingement sign (Neer)〕
ドロップアームサイン
 (drop arm sign)

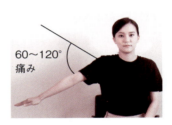

60～120°
痛み

なぜ60～120°の間で痛みが起こる？
⇒肩峰下面と大結節の間隙が狭くなり腱板や肩峰下滑液包が挟み込まれるからである．

1. 肩関節

肩甲上腕関節 (2)

動きのメカニズム / 肩甲上腕リズム (scapulohumeral rhythm)

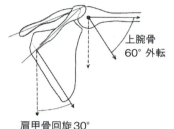

前鋸筋やその他の回旋筋群は肩甲上腕関節の動きに影響する．

上腕が90°外転する場合，そのうち30°が肩甲骨の回旋で，60°が肩甲上腕関節の上腕骨の動きである．

上腕骨と肩甲骨は 2：1 の比率で外転運動が起こる

観察のポイント

疼痛回避性の動き

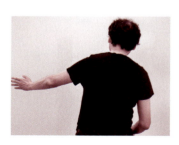

肩の痛みがある場合は，痛みに対する防御反応によって，肩甲帯の挙上や脊柱の側屈などの代償動作が認められる．shrug sign (肩すくめ徴候) という．

これを疼痛回避性の運動制限という．

肩甲上腕関節 (2)

● ROM検査

肩の外転と内転

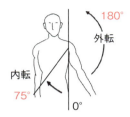

基本軸：肩峰を通る床への垂直線
（座位，立位）
移動軸：上腕骨軸
90°外転以上は前腕を回外位

制限要因
【外転】
結合織：関節上腕靱帯の中部・下部束，関節包の下部
筋性：広背筋，大胸筋，大・小菱形筋，僧帽筋中部・下部線維の緊張

【内転】
結合織：関節包の後部
筋性：棘下筋，小円筋，大・小菱形筋，僧帽筋の中，下部線維の緊張
（内転は肩関節20°または45°屈曲位）

● その他の検査

肩甲上腕関節の動き（肩甲胸郭関節を固定）

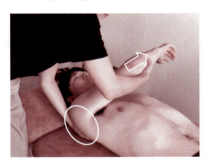

肩甲骨を固定した状態で，他動的に外転させ肩甲上腕関節の可動域を評価する．同様に水平屈曲，また外旋においての可動域や痛みの有無について評価する．
肩関節の関節包パターンは，外旋で最も大きな制限，いわゆる関節包最終域がある．次いで外転と内転が制限される．

33

1. 肩関節

臨床で考えよう　　五十肩（凍結肩）の外観

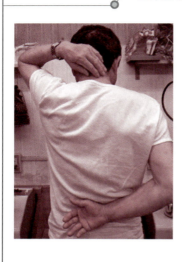

- 突然夜間に始まることが多い．
- 激しい疼痛・熱感を伴うこともある．
- 症状は通常2〜4週間で軽減するが，6か月以上続く場合もある．
- 左外旋可動域の制限を伴う．

● 画像を視るポイント

肩関節周囲炎のX線像

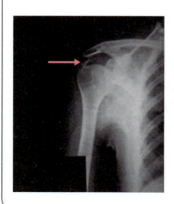

フローズン（凍結）肩，五十肩といわれる石灰沈着性関節周囲炎である．通常のX線画像では正常像が多い．本画像では肩峰下の腱板部分に白く石灰像が観察できる．腱，滑液包，腱鞘，滑膜などの関節周囲の軟部組織にアパタイト結晶により炎症症状をきたすと激しい痛みを呈することがある．

肩甲上腕関節 (2)

● 五十肩 (肩関節周囲炎) の発症機序

肩甲上腕関節の**弱点**は，…
可動性が高いがゆえに加齢による変性が生じやすい．

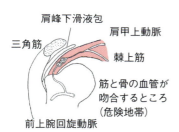

棘上筋の上方には三角筋があり，筋同士の摩擦軽減のために**肩峰下滑液包**が存在する．そこで炎症が生じると，いわゆる五十肩となる．

夜間痛と共に三角筋中部線維の付着部の圧痛を伴う．

腱板損傷，石灰性腱炎，肩峰下滑液包炎，上腕二頭筋長頭腱炎などの疾患との鑑別が必要である．

おおむね3期に区別する．

1) **炎症期**：2〜12週間程度．安静時痛や夜間痛の出現
2) **拘縮期**：3〜12か月と長期に及ぶこともある．拘縮が完成する時期
3) **解氷期**：拘縮が次第に寛解する時期

いわゆる五十肩 (肩関節周囲炎) は，50歳代以降に，肩関節周囲組織の退行変性を基盤として明らかな原因がなく発症し，肩関節の痛みと運動障害を認める疾患群と定義されている．

1. 肩関節

肩甲上腕関節 (3)

動きのメカニズム / 内旋・外旋

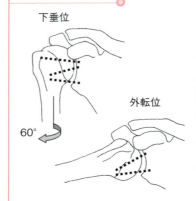

[上腕下垂位]
外旋−60° 内旋−80°
[上腕90°外転位]
外旋−90° 内旋−70°

上腕90°外転 外旋位
関節上腕靱帯の緊張が可動域に関係．この靱帯は上腕外転位で緊張し，外旋でさらに緊張を強める

上腕90°外転 内旋位
上腕骨の肩甲骨への衝突のため約60°位に制限され，その後は肩甲骨の動きを伴うことになる．

肩関節の内外旋の動きは上肢の肢位によって異なる

● 観察のポイント

上肢下垂位でのアライメント

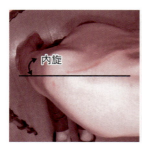
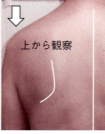
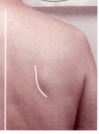

立位および座位姿勢で上肢を垂らした時に，上方から観察した際，肩甲骨に対して内・外側上顆の位置によって内旋か外旋かを評価する．内旋位の場合は大胸筋の緊張があることを意味する．

36

肩甲上腕関節 (3)

● ROM検査

肩の内旋と外旋

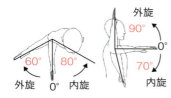

基本軸：肘を通る前額面への垂直線
移動軸：尺骨

制限要因：
【外旋】
結合織：関節上腕靱帯の上・中・下部束，烏口上腕靱帯
筋性：肩甲下筋，大胸筋，大円筋，広背筋の緊張

【内旋】
結合織：関節包の後部
筋性：棘下筋，小円筋，大・小菱形筋，僧帽筋の中，下部線維の緊張

● その他の検査

肩のスクリーニングテスト

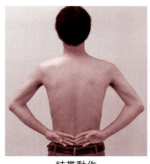

結帯動作
肩伸展・内転・内旋

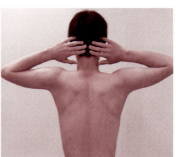

結髪動作
肩屈曲・外転・外旋

肩の内外旋制限に関わる日常生活活動は結帯，結髪動作である．
肩関節の可動域のスクリーニングテストとして活用される．

1. 肩関節

| 臨床で考えよう | 右肩関節烏口下脱臼の外観 |

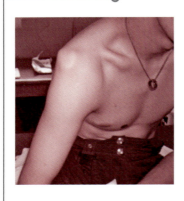

- スポーツ競技中ジャンプし着地の際誤って転倒し右手を地面につき（肩関節過度外転）受傷した．
- 肩関節は軽度外転位
- 三角筋の膨隆消失
- 肩峰が角状に突出
- 烏口突起下に骨頭を触知
- 弾発性固定

● 画像を視るポイント

| | 右肩関節烏口下脱臼のX線像 |

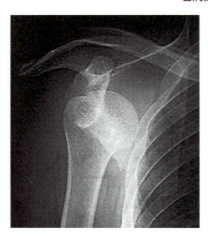

肩峰下に骨頭がみられない．烏口突起下に骨頭がみられる（烏口下脱臼像）．

肩甲上腕関節 (3)

肩関節前方脱臼の受傷機転

肩関節の**弱点**は，…
骨頭を前面から保護する関節上腕靱帯には2つの孔（間隙）があり，前方脱臼を引き起こしやすい．

中関節上腕靱帯と下関節上腕靱帯の間にルビエール孔（Rouviere foramen）という隙間が存在する．また上方には，ヴァイトブレヒト孔（Weitbrecht foramen）がある．

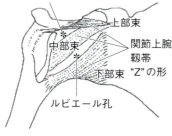

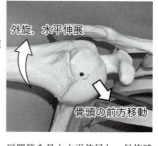

肩関節を最大水平伸展し，外旋時の上腕骨頭の位置を示す．さらに外力が加わると上腕骨頭は前方へ移動するような力が加わる．主に肩関節の前方やや下の部分，関節上腕靱帯や関節唇，時には関節窩まで損傷することもある．

発生機序
1) **直達外力**：後からの外力による．
2) **介達外力**
(1) 墜落・転倒して手掌を衝き，肩関節に過度の伸展力によって起こる．
(2) 肩関節過度外転により上腕骨近位端部が関節窩上縁または肩峰に衝突してテコの支点となって起こる．
(3) 物を投げる（外転，外旋）際などの動きによって起こる．

外傷性脱臼の中で最も多く発生する．
成人に多くみられ小児はまれである．脱臼型や治療の経過により，反復性脱臼に移行するものがあるので十分な注意のもとに治療する必要がある．
烏口下脱臼が大部分を占める．

1. 肩関節

肩甲胸郭関節

動きのメカニズム / 肩甲骨と胸郭間の動き

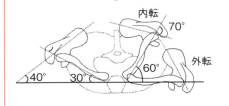

肩甲骨を前に寄せる(外転)と少し前向きについていた関節窩は前面を向く．
肩甲骨を後ろに引く(内転)と関節窩は側方を向く．
この間の胸鎖関節の動きは約60°である．

肩甲骨の胸郭上の動きは，胸鎖関節を中心とした動きである

● 観察のポイント

肩後方からの視診

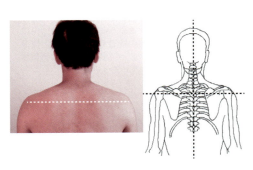

左右の肩峰，肩甲骨下縁の高さが同じか，肩の傾斜は同じか，脊柱から肩甲骨の内側縁までの距離，翼状になっていないかを確認する．

40

肩甲胸郭関節

ROM検査

肩の水平屈曲と水平伸展

30°
水平伸展
0°
水平屈曲 135°

基本軸：肩峰を通る矢状面への垂直線
移動軸：上腕骨軸（上腕骨外側上顆を目安
肩関節90°外転位

制限要因
骨性：肩甲骨と胸郭との滑り，胸鎖関節での関節面の形状

【水平伸展】
結合織：関節円板，胸鎖靱帯，関節包前部，肩甲上腕靱帯
筋性：大胸筋の緊張

【水平屈曲】
結合織：関節包後部
筋性：大・小菱形筋の伸張

その他の検査

肩甲骨の可動性

患者を側臥位にして，胸郭を固定し，上肢の動きを制限しないように行う．この姿勢で上になった肩甲骨の動きをテストする．

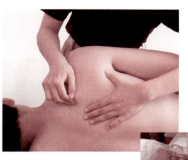

胸郭を固定し，検者は肩甲骨の背面を保持する．検者は，肩甲骨を外，上，下方へと回旋し，健常であれば胸郭から離すことも可能である．
この動きは肩甲上腕関節の動きに大きく影響を与える（肩甲骨のモビライゼーション）．

1. 肩関節

COLUMN

肩肢位別での肩内外旋関節可動域の制限要因

	第1肢位	第2肢位	第3肢位
外旋	【前上方】	【前下方】	【前上方】 【前下方】
内旋	【後上方】	【後下方】	【後上方】 【後下方】

【後上方】　　　　　　　　　【上方】　　　　　　　　　　　　【前上方】

　筋群　　　　　　　　　　　　　　　　　筋群
　　棘上筋　　　　　　　　　　　　　　　　肩甲下筋上部線維
　　棘下筋　　　　　　　　　　　　　　　　大胸筋鎖骨部線維
　関節包・靱帯　　　　　　　　　　　　　関節包・靱帯
　　後上方関節包　　　　　　　　　　　　　烏口上腕靱帯
　　　　　　　　　　　　　　　　　　　　　関節上腕靱帯（上・前束）
　　　　　　　　　　　　　　　　　　　　　前上方関節包

【後方】　　　　　　　　　　　　　　　　　　　　　　　　　【前方】

　筋群　　　　　　　　　　　　　　　　　筋群
　　棘下筋　　　　　　　　　　　　　　　　肩甲下筋下部線維
　　小円筋　　　　　　　　　　　　　　　　大胸筋肋骨部線維
　関節包・靱帯　　　　　　　　　　　　　大円筋　広背筋
　　後下方関節包　　　　　　　　　　　関節包・靱帯
　　　　　　　　　　　　　　　　　　　　　関節上腕靱帯（前・下束）
　　　　　　　　　　　　　　　　　　　　　前下方関節包

【後下方】　　　　　　　　　【下方】　　　　　　　　　　　　【前下方】

2 肘関節

　肘関節は上腕骨，橈骨，尺骨で構成される複合関節で，上腕骨と尺骨による腕尺関節，上腕骨と橈骨による腕橈関節，橈骨と尺骨による上橈尺関節の3つに区分される．

1）関節の区分

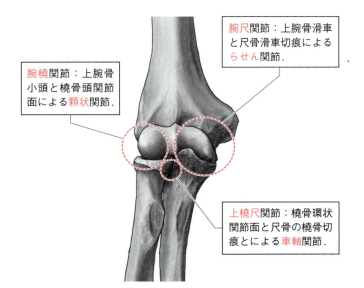

腕橈関節：上腕骨小頭と橈骨頭関節面による顆状関節．

腕尺関節：上腕骨滑車と尺骨滑車切痕によるらせん関節．

上橈尺関節：橈骨環状関節面と尺骨の橈骨切痕とによる車軸関節．

2. 肘関節

2) 靱帯の分布

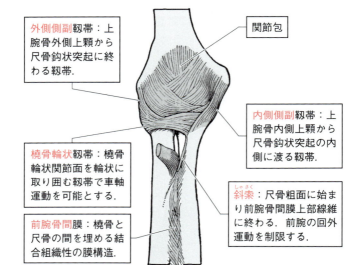

外側側副靱帯：上腕骨外側上顆から尺骨鈎状突起に終わる靱帯.

関節包

内側側副靱帯：上腕骨内側上顆から尺骨鈎状突起の内側に渡る靱帯.

橈骨輪状靱帯：橈骨輪状関節面を輪状に取り囲む靱帯で車軸運動を可能とする.

斜索：尺骨粗面に始まり前腕骨間膜上部線維に終わる．前腕の回外運動を制限する.

前腕骨間膜：橈骨と尺骨の間を埋める結合組織性の膜構造.

肘関節の解剖

3) 滑液包の分布

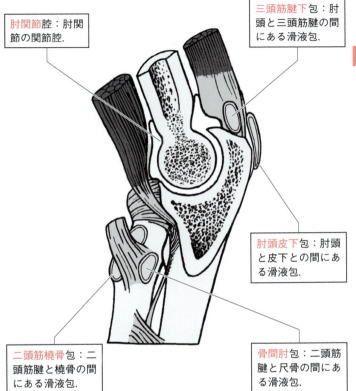

肘関節腔：肘関節の関節腔.

三頭筋腱下包：肘頭と三頭筋腱の間にある滑液包.

肘頭皮下包：肘頭と皮下との間にある滑液包.

二頭筋橈骨包：二頭筋腱と橈骨の間にある滑液包.

骨間肘包：二頭筋腱と尺骨の間にある滑液包.

2. 肘関節

4) X線像（正面）

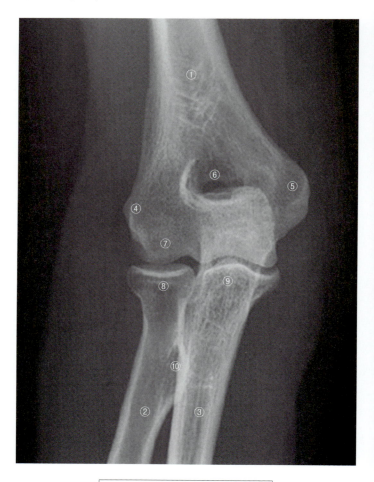

① 上腕骨	⑥ 肘頭窩
② 橈骨	⑦ 上腕骨小頭
③ 尺骨	⑧ 橈骨頭
④ 外側上顆	⑨ 鈎状突起
⑤ 内側上顆	⑩ 橈骨粗面

5) X線像（側面）

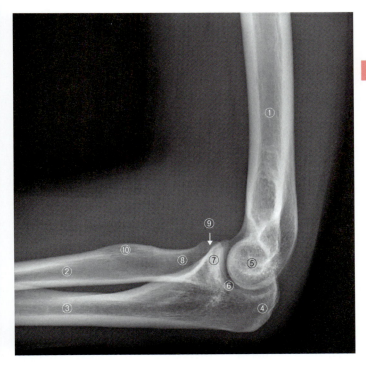

① 上腕骨	⑥ 滑車切痕
② 橈骨	⑦ 鈎状突起
③ 尺骨	⑧ 橈骨頸
④ 肘頭	⑨ 橈骨頭
⑤ 上腕骨小頭	⑩ 橈骨粗面

2 肘関節

2. 肘関節

6) CT像

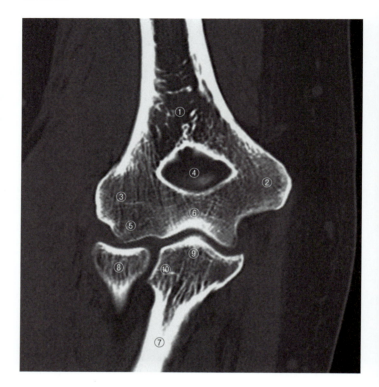

① 上腕骨　　⑥ 上腕骨滑車
② 内側上顆　⑦ 尺骨
③ 外側上顆　⑧ 橈骨頭
④ 肘頭窩　　⑨ 鈎状突起
⑤ 上腕骨小頭　⑩ 橈骨切痕

7) MRI像

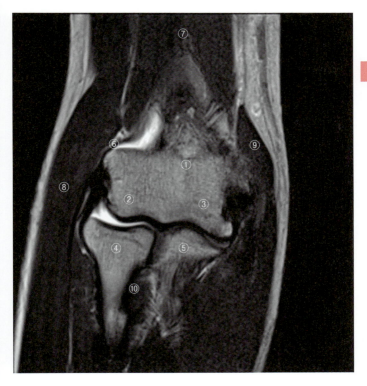

① 上腕骨　　　⑥ 外側側副靱帯
② 上腕骨小頭　⑦ 上腕筋
③ 上腕骨滑車　⑧ 腕橈骨筋
④ 橈骨頭　　　⑨ 円回内筋
⑤ 尺骨鈎状突起　⑩ 上腕二頭筋腱

2. 肘関節

8) 肘関節周囲の動脈分布

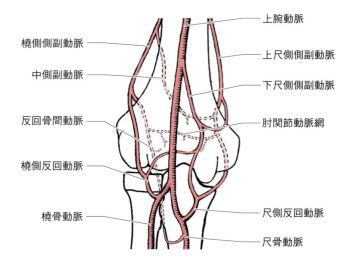

肘の動き

肘関節は上腕骨，橈骨，尺骨で構成される複合関節である．

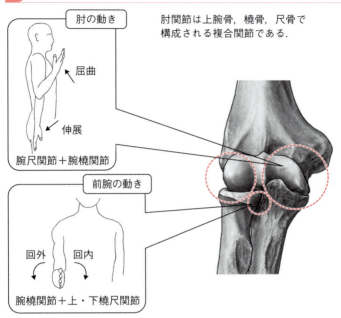

肘の動き
屈曲
伸展
腕尺関節＋腕橈関節

前腕の動き
回外　回内
腕橈関節＋上・下橈尺関節

関節名	肘の動き 屈曲／伸展	前腕の動き 回内／回外
腕尺関節	◎	
腕橈関節	◎	◎
上橈尺関節		◎
下橈尺関節		○

（◎：主な関節の動き）

2. 肘関節

腕尺関節

動きのメカニズム / 肘の屈曲・伸展

伸展では前部関節包，内側側副靱帯の前部線維が伸張する

肘関節を他動的に完全屈曲した場合，尺骨の鉤状突起が上腕骨の鉤突窩に適合している

内側側副靱帯（後部線維）

屈曲では後部関節包，内側側副靱帯の後部線維が伸張する

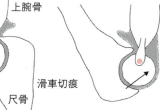

上腕骨 / 内側側副靱帯（前部線維） / 滑車切痕 / 尺骨 / 伸展 / 屈曲

腕尺関節は上腕骨滑車と尺骨滑車切痕からなるらせん関節で屈曲と伸展を行う

観察のポイント

上腕二頭筋筋緊張は肩関節にも影響

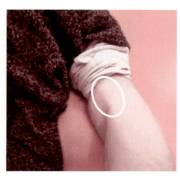

（左肘部　前面）

肘屈筋群の緊張が高い場合，上腕二頭筋腱部が浮き上がっているのが観察できる．さらに肘関節を他動的に伸展していくと肩が上がってくる．上腕二頭筋長頭腱での横靱帯へのストレスがかかるので，徒手的に結節間溝部を上から固定して愛護的に肘伸展していくことが望ましい．

腕尺関節

ROM検査

肘の屈曲と伸展

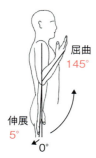

屈曲 145°
伸展 5°
0°

基本軸：上腕骨
移動軸：橈骨

前腕回外位

制限要因
【屈曲】
骨性：尺骨鈎状突起，上腕骨鈎突窩の間の接触，橈骨頭と上腕骨橈骨窩との間の接触
結合織：関節包後部
筋性：上腕三頭筋の緊張，上腕と前腕の筋腹の接触

【伸展】
骨性：尺骨の肘頭と上腕骨の肘頭窩との接触
結合織：関節包前部，側副靱帯
筋性：上腕二頭筋，上腕筋の緊張

その他の検査

肘角とヒューター線，ヒューター三角

肘角

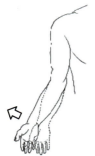

生理的外反が認められる
男性：5～10°
女性：10～15°
15°以上を外反肘
5°以下を内反肘

ヒューター線，ヒューター三角

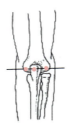 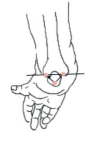

肘伸展位では，上腕骨内側上顆と外側上顆，さらに肘頭の3点は直線状に並ぶ．肘屈曲位では肘頭を頂点とする二等辺三角形となる．この並びが崩れた場合，肘関節脱臼を意味する．

2. 肘関節

臨床で考えよう　　肘関節脱臼の外観

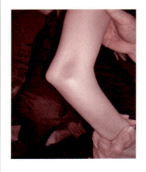

- スポーツ中にジャンプで転倒した際に右手を地面に強くつき負傷した．
- 肘頭が後方に突出し，肘後面部には上腕三頭筋が索状（ロープ状）のしこりを触れることができる．
- 発生と同時に激しい疼痛とともに肘関節の自動運動は不能となる．
- 触診でヒュータ線の乱れ，肘頭が高位となる．

前腕は短縮してみえる．
肘頭は後方に突出し，上腕三頭筋が緊張し，ロープ状のしこりを触れる．

画像を視るポイント

肘関節脱臼のX線像

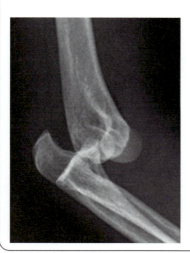

正面像では前腕は尺側に脱臼している．
側面像では前腕は上腕骨の後方に偏位し，上腕骨肘頭窩より肘頭が逸脱している．

腕尺関節

● 肘関節脱臼の発症機序

肘関節の**弱点**は，…
後方への脱臼を起こしやすい．

上腕骨小頭のらせん形状に対応するために鉤状突起の方が関節窩は浅く，鉤状突起を構成する骨部もまた脆弱である．
尺骨長軸方向からの圧迫力によって後方脱臼を伴った骨折を起こしやすい．

肩関節脱臼に次いで発生頻度が高い．
青壮年に好発し合併を伴うことが多い．

脱臼分類
  1）前腕両骨脱臼
    （1）後方脱臼
    （2）前方脱臼
    （3）側方脱臼 ┌ 外側脱臼
    　　　　　　 └ 内側脱臼
    （4）分散（開排）脱臼 ┌ 前後型
    　　　　　　　　　　　└ 側方型
  2）単独脱臼
    （1）尺骨脱臼 ┌ 前方脱臼
    （2）橈骨脱臼 ┤ 後方脱臼
    　　　　　　　└ 側方脱臼

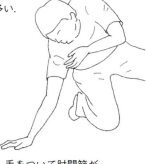

手をついて肘関節が
過伸展を強制され発症する．

肘関節脱臼の合併症
骨折：上腕骨内側上顆骨折，外顆骨折，尺骨鉤状突起骨折，橈骨頭骨折など．
神経損傷：尺骨・橈骨・正中神経損傷．
外傷性骨化性筋炎：強制的な他動運動により，筋・靱帯に石灰化が生じることがある．
軟部組織損傷：内側側副靱帯・前面関節包の断裂．

2. 肘関節

腕橈関節・上橈尺関節・下橈尺関節

動きのメカニズム　肘の回内・回外

腕橈関節
回内−回外の際に橈骨頭は上腕骨小頭に対して軸回旋を行う．

上橈尺関節
回内に伴い橈骨頭関節面は凸の法則に従い後方へ滑る．橈骨頭はわずかに傾く．

下橈尺関節
回内に伴い橈骨の尺骨切痕は凹の法則に従い前方へ滑る．

回内・回外の運動は尺骨の周りを橈骨が回旋する

回内・回外の運動軸

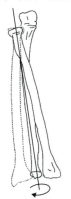

● 観察のポイント

回内外制限は肩関節に影響

肘関節での回内と回外は肩関節での内旋と外旋の動きに機能的に連結している．前腕の回内制限がある場合は肩内旋，逆に回外制限の場合（左写真）は肩外旋の代償動作を繰り返すことになる．

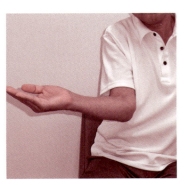

腕橈関節・上橈尺関節・下橈尺関節

ROM検査

前腕の回内・回外

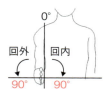

基本軸：上腕骨
移動軸：手指を伸展した手掌面
肘90°屈曲位

制限要因
【回内】
骨性：橈骨と尺骨の接触
結合織：下橈尺関節の背側橈尺靱帯，骨間膜
筋性：回外筋，上腕二頭筋の緊張

【回外】
結合織：下橈尺関節の掌側橈尺靱帯，斜索，骨間膜
筋性：円回内，方形回内筋の緊張

その他の検査

上腕骨に対する橈骨の前後滑動

検者の母指で橈骨頭を後方へゆっくりと押す，また示指でこれを前方へ押し上げる．

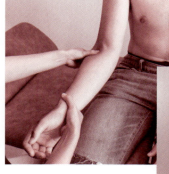

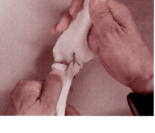

検者は患者の前腕を固定し，患者の手を検者の身体と上腕の間に抱え，もう一方の手の母指を患者の橈骨頭前面におき，示指を橈骨頭後面に添える．

2. 肘関節

臨床で考えよう　　上腕骨内側上顆骨折の外観

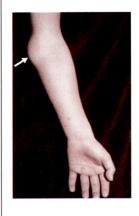

- 手を地面についた際に急激な外転（肘外反）が強制され受傷した．
- 内側側副靱帯および前腕屈筋群の牽引により内側上顆骨折を起こす．
- 肘関節内側上顆部に圧痛と内側部に腫脹が著明となる．
- 肘関節の屈曲・伸展が制限され，運動時痛が生じる．

画像を視るポイント

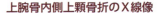

上腕骨内側上顆骨折のX線像

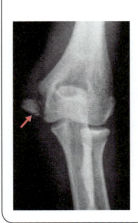

前腕屈筋，回内筋群の牽引により骨片が前下方に転位している．
脱臼を伴う骨折の合併症では関節包断裂に伴い骨片が関節内に入ることがあるため画像で必ず確認する．
12〜15歳では骨端線離開を呈するため，画像は健側と比較することが望まれる．

腕橈関節・上橈尺関節・下橈尺関節

上腕骨顆上骨折の発症機序

肘関節の**弱点**は，…
筋効率のための内・外側上顆の突出は外力により骨折のリスクがある．

・外側上顆よりも内側上顆の方が骨の側方突出が大である．
・側方突出によって前腕屈筋群の作用効率を高めている．
・前腕の伸筋群に比べ屈筋群は1.6倍の筋力である．
・外側側副靱帯に比べ内側側副靱帯は脆弱である．
これらのことが肘関節の不安定性の一因となる．

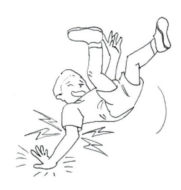

体表面より骨が突出していることで外力を受けやすい．

幼少年期に多発することが特徴である．成長に伴う変形や関節機能障害を残すことがきわめて多く臨床上重要な治療の難しい骨折である．

分類
1) **伸展型**：肘関節伸展位で手掌をついて転倒した際，肘関節に前方凸の力が加わり発生する．
2) **屈曲型**：肘関節屈曲位で肘部を強打し，肘関節に後方凸の力が加わり発生する．

後遺症　フォルクマン阻血性拘縮：血流障害により前腕屈筋群に変性が起こる

3 手の関節

手の関節は手根部の関節と指の関節に大別される．手根部には橈骨手根関節，手根間関節，手根中央関節，手根中手関節が存在する．指には中手指節関節，近位および遠位指節間関節が存在する．

1) 関節の区分

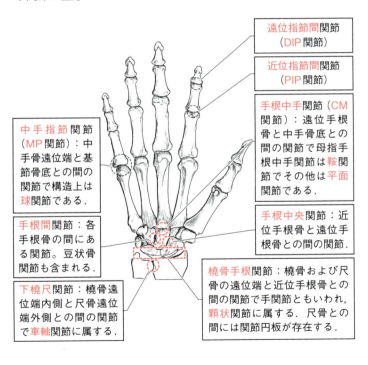

遠位指節間関節（DIP関節）

近位指節間関節（PIP関節）

手根中手関節（CM関節）：遠位手根骨と中手骨底との間の関節で母指手根中手関節は鞍関節でその他は平面関節である．

中手指節関節（MP関節）：中手骨遠位端と基節骨底との間の関節で構造上は球関節である．

手根間関節：各手根骨の間にある関節。豆状骨関節も含まれる．

下橈尺関節：橈骨遠位端内側と尺骨遠位端外側との間の関節で車軸関節に属する．

手根中央関節：近位手根骨と遠位手根骨との間の関節．

橈骨手根関節：橈骨および尺骨の遠位端と近位手根骨との間の関節で手関節ともいわれ，顆状関節に属する．尺骨との間には関節円板が存在する．

3. 手の関節

2) 靭帯の分布

掌側手根中手靭帯：遠位手根骨と中手骨底の間に張る靭帯．

豆中手靭帯：豆状骨と第5中手骨底を結ぶ靭帯．

内側手根側副靭帯：尺骨茎状突起と三角骨，豆状骨の内側縁を結ぶ靭帯．

掌側尺骨手根靭帯：尺骨の下端と有頭骨を結ぶ靭帯．

掌側中手靭帯：手掌側で各中手骨底を横に結ぶ靭帯．

放射状手根靭帯：手掌側で有頭骨から放射状に張る靭帯．

掌側橈骨手根靭帯：橈骨茎状突起と有頭骨を結ぶ靭帯．

掌側橈尺靭帯：下橈尺関節の掌側をおおう靭帯．

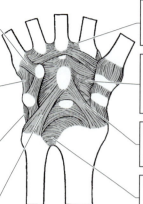

背側中手靭帯：手背において各中手骨底を横に結ぶ靭帯．

外側手根側副靭帯：橈骨茎状突起と舟状骨外側縁を結ぶ靭帯．

背側橈骨手根靭帯：手背側で橈骨下端と三角骨を結ぶ靭帯．

背側手根中手靭帯：手背側で遠位手根骨と中足骨底の間に張る．

背側手根間靭帯：手根骨の背側表面に分布する靭帯．

背側橈尺靭帯：下橈尺関節の背側をおおう靭帯．

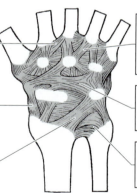

靱帯の分布 II

深横中手靱帯：第2-5指のMP関節間にある靱帯．

豆鉤靱帯：豆状骨と有鉤骨鉤を結ぶ靱帯．

側副靱帯：MP関節の両側を補強する靱帯．

屈筋支帯（横手根靱帯）：手掌の橈側手根隆起（大菱形骨結節）と尺側手根隆起（有鉤骨鉤と豆状骨）との間に張る強靱な靱帯で手根管の天蓋をなす．

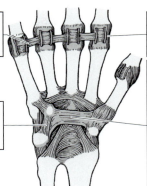

骨間中手靱帯：各中手骨底を横に結ぶ靱帯．

尺骨三角骨靱帯：尺骨下端の内側縁と三角骨の間にある靱帯．

メニスカス類似体：尺骨下端の内側と三角骨の間にある靱帯で半月様構造でTFCCの構成因子．

骨間手根間靱帯：手根関節内において隣接する手根骨を結ぶ靱帯．

三角線維軟骨（関節円板）：橈骨手根関節にある軟骨性円板で尺骨と月状骨との間に存在する．メニスカス類似体，尺骨三角骨靱帯，尺骨月状骨靱帯とを合わせて三角線維軟骨複合体（TFCC）を形成する．

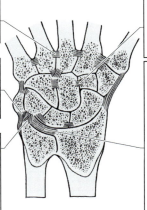

3. 手の関節

3) 手の支帯, 腱鞘

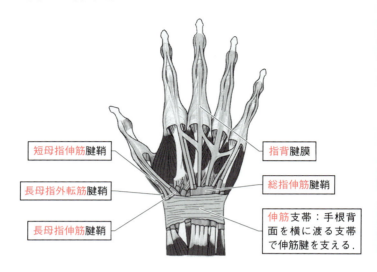

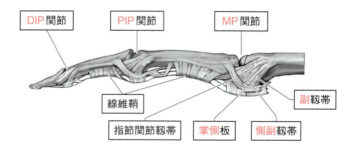

手の関節の解剖

4) X線像

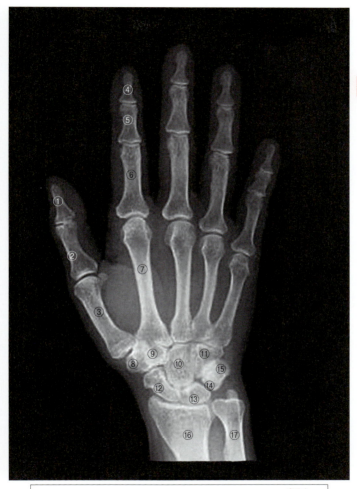

① 末節骨	⑤ 中節骨	⑨ 小菱形骨	⑬ 月状骨
② 基節骨	⑥ 基節骨	⑩ 有頭骨	⑭ 三角骨
③ 第1中手骨	⑦ 中手骨	⑪ 有鈎骨	⑮ 豆状骨
④ 末節骨	⑧ 大菱形骨	⑫ 舟状骨	⑯ 橈骨
⑰ 尺骨			

3. 手の関節

5) CT像

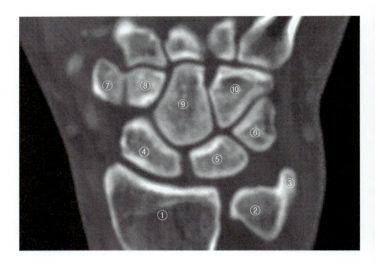

① 尺骨	⑥ 三角骨
② 橈骨	⑦ 大菱形骨
③ 茎状突起	⑧ 小菱形骨
④ 舟状骨	⑨ 有頭骨
⑤ 月状骨	⑩ 有鈎骨

6) MRI像

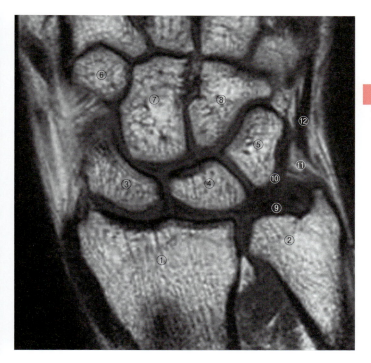

① 橈骨	⑦ 有頭骨
② 尺骨	⑧ 有鈎骨
③ 舟状骨	⑨ 三角線維軟骨
④ 月状骨	⑩ 尺骨三角骨靱帯
⑤ 三角骨	⑪ メニスカス類似体
⑥ 小菱形骨	⑫ 内側側副靱帯

3. 手の関節

7) 手の動脈分布

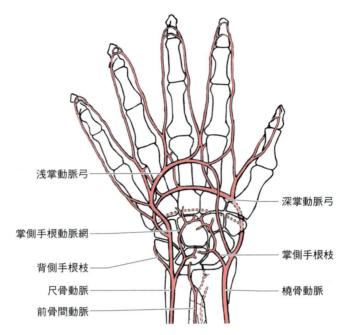

- 浅掌動脈弓
- 掌側手根動脈網
- 背側手根枝
- 尺骨動脈
- 前骨間動脈
- 深掌動脈弓
- 掌側手根枝
- 橈骨動脈

＊手背に分布する背側手根動脈網は橈骨動脈および尺骨動脈からでる背側手根枝と後骨間動脈によって形成される．

手の動き

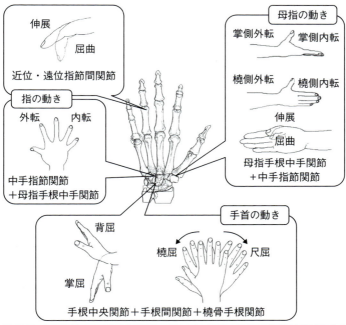

関節名	手の動き 背屈/掌屈	手の動き 橈屈/尺屈	指の動き 母指 屈曲/伸展	指の動き 母指 掌側外転/内転	指の動き 母指 橈側外転/尺側内転	指の動き Ⅱ～Ⅴ指 屈曲/伸展	指の動き Ⅱ～Ⅴ指 外転/内転
橈骨手根関節	○	○					
手根中央関節	◎	◎					
手根間関節	◎	◎					
手根中手関節（CM）	○	○					
母指手根中手関節			◎	◎	◎		
中手指節関節（MP）			○			◎	◎
近位指節間関節（PIP）			○*			○	
遠位指節間関節（DIP）						○	

＊母指指節間関節（母指IP関節）

3. 手の関節

橈骨手根関節

動きのメカニズム / 手の掌屈・背屈

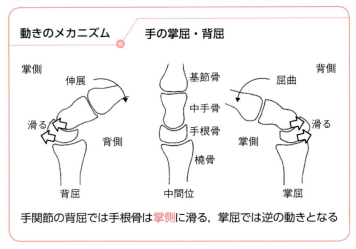

手関節の背屈では手根骨は掌側に滑る，掌屈では逆の動きとなる

● 観察のポイント

手のスクリーニングテスト

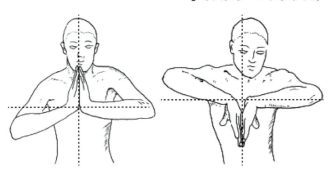

両手を垂直面で合わせた時に，左右の肘の高さに差が生じる

橈骨手根関節

ROM検査

手関節の背屈と掌屈

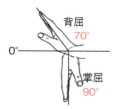

背屈 70°
掌屈 90°

基本軸：橈骨
移動軸：第2中手骨
前腕中間位

制限要因
【背屈】
骨性：橈骨と手根骨の接触
結合織：掌側橈骨手根靱帯と掌側の関節包

【掌屈】
結合織：背側橈骨手根靱帯と背側の関節包

その他の検査

橈骨手根関節の前後のゆとり運動

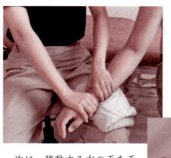

検者は橈骨と尺骨の遠位端を片手で固定する．
もう一方の手を手根骨近位列におく．
検者は手根骨近位列の前後における滑動を行う．

次に，移動する方の手を手根骨遠位列におく．
近位遠位列との間の前後滑動を行う．

3. 手の関節

橈骨手根関節と手根中央関節

動きのメカニズム / **手の橈屈・尺屈**

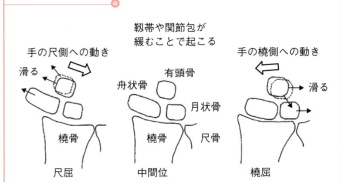

手関節の尺屈では近位の手根骨は橈側に滑る，橈屈では逆である

● 観察のポイント

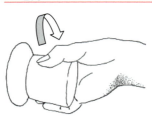

ドアノブを回転する動き

ドアのノブを右回転させるには前腕の回内位から回外運動と手根関節における橈屈から尺屈の動きを伴う．

橈側偏位では掌側手根間靱帯，および掌側橈骨手根靱帯の緊張によって制限される．尺側偏位では，掌側手根間靱帯，および掌側尺骨手根靱帯に緊張が生じる．

橈骨手根関節と手根中央関節

ROM検査

手関節の橈屈と尺屈

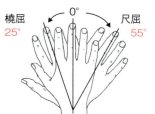

橈屈 25°　尺屈 55°

基本軸：前腕の中央線
移動軸：第3中手骨
前腕回内位

制限要因
【橈屈】
骨性：橈骨茎状突起と舟状骨との接触
結合織：関節包の尺側，尺側側副靱帯，尺側手根靱帯

【尺屈】
結合織：橈側側副靱帯，関節包の橈側の緊張

その他の検査

橈骨手根関節の側方のゆとり運動

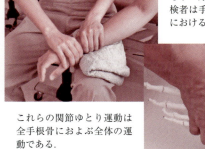

検者は橈骨と尺骨の遠位端を片手で固定する．
もう一方の手を手根骨近位列におく．
検者は手根骨近位列を尺側とよび橈側における滑動を行う．

これらの関節ゆとり運動は全手根骨におよぶ全体の運動である．

3. 手の関節

臨床で考えよう / 三角線維軟骨複合体損傷 (TFCC) の外観

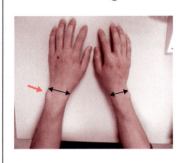

- スポーツ（クライミング）により左手関節尺側部痛のある患者である．
- 左尺骨頭部に圧痛，背側凸変形，回外動作では左手関節尺側部に疼痛を著明に訴える．
- 触診では遠位橈尺関節部に不安定性がみられ，遠位橈尺関節の幅が患側で増大している．

ドアノブを捻る，タオルを絞る，蛇口を捻る際に誘発痛を生じることが多い．
回内外可動域制限は10〜20°程度にとどまることが多い．
重度の遠位橈尺関節不安定性では，動作の際に手が抜ける感じ（slack）を呈する．

● 画像を視るポイント

三角線維軟骨複合体損傷 (TFCC) のMRI像

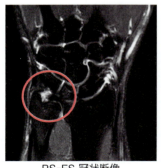

PS-FS 冠状断像

TFCCは軟骨と靱帯から構成されているためにX線では確認できない．

PD-FS冠状断像では通常低信号（黒く）で描出される．
この症例でも，尺骨と手根骨の間にある三角線維軟骨と尺骨茎状突起の間に高信号（白い部分）がみられ，損傷による出血や浮腫が生じていることが確認できる．（ar-ex.jp/arex_mri/arex_mri/shorei_4.htm）

橈骨手根関節と手根中央関節

三角線維軟骨複合体 (TFCC) 損傷の発症機序

手関節の**弱点**は，…
橈骨茎状突起により尺側に偏位しやすく尺側部での損傷を生じやすい．

・橈屈では，舟状骨が橈骨茎状突起に衝突するため橈骨手根関節の可動性が制限される．尺屈では橈骨手根関節と手根中央関節がほぼ同程度の可動性を持つ．
・橈骨手根関節と手根中央関節がしまりの位置となる橈屈位は，手関節の可動性が小さい．

TFCCは外傷性および加齢変性に伴い損傷する

図　TFCCの構造

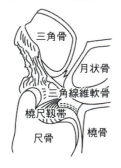

三角線維軟骨複合体 (triangular fibrocartilage complex：TFCC) とは

手関節尺側の橈骨，尺骨，月状骨，三角骨に囲まれた部位に存在する線維軟骨―靱帯複合体で，手関節尺側 (特に橈骨―尺骨間) の支持性，回内外可動域および尺側手根骨―尺骨間の荷重分散・吸収・伝達に機能している．
三角線維軟骨，橈尺靱帯，メニスカス類似体，尺骨月状骨間靱帯，尺骨三角骨間靱帯で構成される．

物を握った際に橈側なのか尺側偏位した状態で，行うかによっては，活動する筋群や上肢のアライメントに影響を与える．
ゴルフやテニス，剣道など道具を使用する際は，橈側偏位した状態から尺側での握りが強調される．この際に尺屈が強く，頻繁に加わることによって三角線維軟骨複合体に圧縮の負荷を加えることになる．

3. 手の関節

母指手根中手関節（CM関節）

動きのメカニズム　母指の外転

手掌面での動き
中手骨の凹面（横径）が
大菱形骨凸面上を動く

手掌面に直角な動き
中手骨の凸面（縦径）が
大菱形骨凹面上を動く

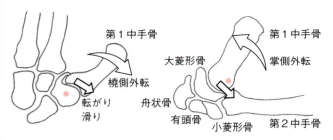

母指の内外転への動きは大菱形骨上での転がりである
掌側外転では中手骨頭が大菱形骨面を掌側に転がり背側に滑る

観察のポイント

指間水かきの形成

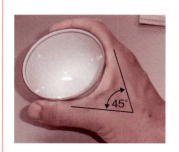

母指と示指の間を第1指間腔といい，掌側での最大外転は母指の水かきを開き，大きな物体の把持に役立つ．

母指手根中手関節（CM関節）

ROM検査

母指の橈側外転と尺側内転

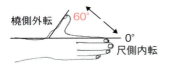

手関節掌背屈中間位　背側から計測
基本軸：示指（橈骨の延長上）
移動軸：母指

母指の掌側外転と掌側内転

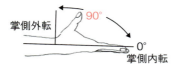

手関節掌背屈中間位
基本軸：示指（橈骨の延長上）
移動軸：母指
運動は手掌面に直角な面

母指の外転と内転

制限要因
【尺側内転】
骨性：第1中手骨と大菱形骨との接触
結合織：橈側側副靱帯
【橈側外転】
結合織：前斜靱帯

制限要因
【掌側外転】
骨性：中手骨頭と大菱形骨との接触
結合織：前斜靱帯，中手間靱帯
筋性：母指内転筋の伸張

その他の検査

舟状骨骨折の圧痛部位

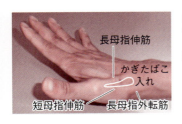

長母指伸筋腱と短母指伸筋腱に囲まれた部位を**解剖学的かぎたばこ入れ**と呼ばれる．舟状骨骨折の際，この部位に圧痛がある．

3. 手の関節

| 臨床で考えよう | 変形性母指手根中手 (CM) 関節症の外観 |

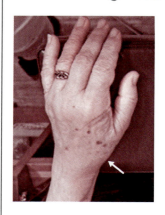

親指の付け根にあるCM関節に腫れが認められる.
また亜脱臼のためにでっぱり(矢印)を感じるようになる.
押した際に痛みが発生する.
また捻るような動作で強い痛みが生じる.

画像を視るポイント

変形性母指手根中手 (CM) 関節症のX線像

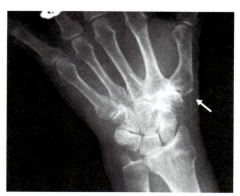

CM関節のすき間が狭く,骨棘あるいは亜脱臼が認められる.

母指手根中手関節（CM関節）

変形性母指手根中手（CM）関節症の発症機序

母指手根中手関節の**弱点**は，…
鞍状（くら）の形状により，親指が他指と向き合うことで多様な動きが可能なため負荷が大である．

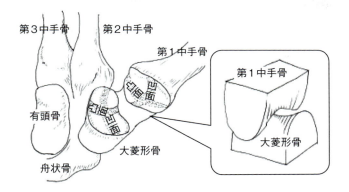

鞍関節の特徴は，各関節面が，ある方向に凸，他の方向に凹である．大菱形骨の関節面の長径は掌側から背側方向に凹で，馬の鞍の前後径の形に似ている．母指中手骨近位関節面の外形は大菱形骨と相反する形をしている．

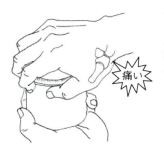

ビンの蓋を開けるには母指と他指間でしっかり蓋をはさむことが必要である．この際，母指内転筋が最大に力を発生することで，母指の屈曲と内転トルクが発生する．母指のCM関節に大きな負荷が生じる．

3. 手の関節

母指の中手指節関節（手のMP関節）

動きのメカニズム / 母指の安定性

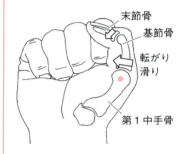

末節骨
基節骨
転がり
滑り
第1中手骨

母指MP関節の基本的構造と関節包内運動は他指と似ている．しかし骨運動には違いがある．自動と他動の可動性が他指より小さい．特に内・外転に制限があることで安定性に関与している．

母指のMP関節は他の関節と異なり内転・外転が制限されている

● 観察のポイント

第1背側骨間筋の筋萎縮

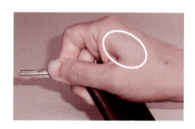

母指と示指での横つまみ，いわゆる鍵つまみは手の重要な機能である．
第1背側骨間筋と母指内転筋の作用による．尺骨神経麻痺の場合であれば，左写真の第1背側骨間筋の部位での筋萎縮が認められる．

母指の中手指節関節（手のMP関節）

ROM検査

母指の可動域

母指の中手指節（手のMP）関節

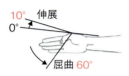

基本軸：第1中手骨
移動軸：基節骨

母指の指節間（IP）関節

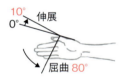

基本軸：基節骨
移動軸：末節骨

制限要因
【屈曲】
骨性：基節骨と第1中手骨の掌側面間
結合織性：関節包の背側，側副靱帯
筋性：短母指伸筋の緊張

【伸展】
結合織性：関節包の掌側，掌側線維軟骨板，種子骨間靱帯
筋性：短母指屈筋の緊張

制限要因
【屈曲】
骨性：基節骨と掌側線維軟骨板，および基節骨の掌側面の接触
結合織性：関節包の背側，側副靱帯
筋性：手関節と母指MP関節屈曲位では長母指伸筋の緊張

【伸展】
結合織性：関節包の掌側，掌側線維軟骨板
筋性：手関節と母指MP関節伸展位では長母指屈筋の緊張

その他の検査

母指の対立可動域測定法

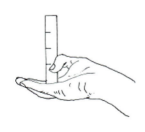
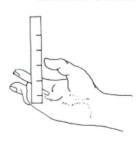

定規の端を手掌の指しわに置き，患者の第1指IP関節の屈曲しわと第5しわの手掌の指しわの間の距離を計測する．

3. 手の関節

第Ⅱ〜Ⅴ指の中手指節関節（手のMP関節）

動きのメカニズム / **手指の屈曲・伸展**

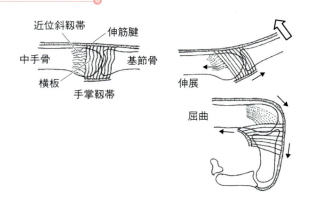

中間位では横板，側副靱帯は弛緩している

中手指節関節は中間位で周りの靱帯が弛緩するので指を横に動かすことができる

● 観察のポイント

術後の固定肢位

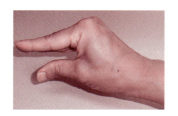

手術や外傷後，手を固定する場合，MP関節屈曲60°位で屈曲される．この肢位は側副靱帯と外在伸筋を比較的伸張した状態に保つことができる．

第Ⅱ～Ⅴ指の中手指節関節（手のMP関節）

● ROM検査

指の可動域

中手指節（MP）関節

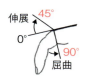

基本軸：
第2～5中手骨
移動軸：
第2～5基節骨

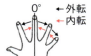

基本軸：
第3中手骨延長
移動軸：
第2, 4, 5指軸

中手指節（MP）関節の制限要因
屈曲　結合織性：関節包の背側，側副靱帯
　　　筋性：PIP, DIP屈曲位では指伸筋，示指伸筋，小指伸筋の緊張
伸展　結合織性：関節包の掌側，掌側線維軟骨板
　　　筋性：PIP, DIP伸展位では浅指屈筋，深指屈筋の緊張
外転　結合織性：側副靱帯
　　　筋性：指間腔の筋膜，掌側骨間筋の緊張

近位指節間（PIP）関節

基本軸：
第2～5基節骨
移動軸：
第2～5中節骨

遠位指節間（DIP）関節

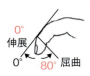

基本軸：
第2～5中節骨
移動軸：
第2～5末節骨

近位・遠位指節間（PIP・DIP）関節の制限要因
屈曲　骨性：掌側面間の接触
　　　結合織性：関節包の背側，側副靱帯，斜支帯靱帯（DIP）
　　　筋性：手関節，MP関節が完全屈曲位では指伸筋，示指伸筋，小指伸筋の緊張
伸展　結合織性：関節包の掌側，掌側線維軟骨板
　　　筋性：手関節，MP関節が伸展位では浅指屈筋，深指屈筋（DIP）の緊張

● その他の検査

定規による測定法

3. 手の関節

臨床で考えよう **突き指の外観**

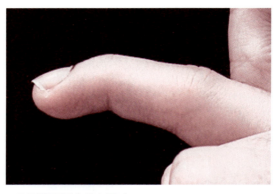

DIP関節屈曲位を呈する
PIP背側に皮下出血を認める

● **画像を視るポイント**

突き指のX線像

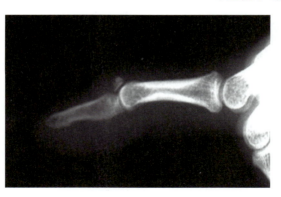

終止腱停止部での裂離骨折（骨片）を認める

第Ⅱ〜Ⅴ指の中手指節関節（手のMP関節）

突き指の発症機序

指節間関節の**弱点**は，…
関節頭と関節窩が円柱と側面の一部からなる構成なので，指先から長軸方向の外力に弱い．

遠位指節間 (DIP) 関節は近位指節間 (PIP) と同じく蝶番関節である．このため，屈伸運動のみである．近位指節間関節と同様に側副靱帯，副靱帯，掌側板があるが，**手綱靱帯** (checkrein ligament) がないので過伸展が可能である．そのため指先の長軸への外力は伸展方向に力が加わる．

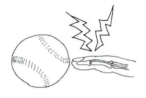

突き指は，指先にボールが当たったり，何かを突いたりして起こる外傷の総称で，指の関節などが腫れてしまう状態．

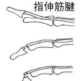

指伸筋腱　　中節骨骨頭が掌側に脱臼

指伸筋腱の断裂

指伸筋腱の末節骨での剥離骨折

腱性槌指（マーレットフィンガー）
これは突き指により，末節骨に付着している伸筋腱（指を伸ばす腱）が断裂することにより，末節の関節が伸ばせなくなる状態である．
早期に適切な処置を施せば保存的に治癒できるが，放置するとDIP関節の永続的な伸展障害を残すため，注意が必要である．

3. 手の関節

COLUMN

関節の脱臼・骨折による神経損傷

橈骨神経高位麻痺

前腕は回内位，手関節，第2～5指の MP関節，母指の伸展，外転が不能となる．

原因は上腕骨骨幹部骨折，上腕骨顆上骨折，肘関節脱臼，睡眠時などの橈骨神経への圧迫，刃物による切断など．手の橈背側（特に母指，示指の指間部の固有知覚領域）にしびれ，知覚障害を生じる．

下垂手 (drop hand)

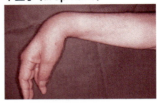

橈骨神経低位（下位）麻痺または後骨間神経障害

前腕の回外と手関節の背屈は可能だが，手指MP関節，母指の伸展，外転不能となり下垂指を呈する．橈骨近位端骨折，橈骨頭前方脱臼などの損傷の場合は，橈骨手根伸筋と回外筋は障害されないので手関節背屈と前腕回外は正常である．

下垂指 (drop finger)

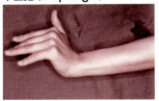

尺骨神経麻痺

環指，小指のMP関節は，過伸展位，PIP関節，DIP関節は屈曲位をとり，環指，小指は鷲手変形を呈する．骨間筋と第3虫様筋と第4虫様筋の麻痺となる．

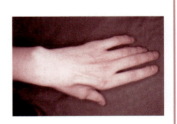

原因は刃物による切断，上腕骨顆上骨折，手関節部の骨折，脱臼，圧などが多い．
上腕骨外顆骨折では骨折後の外反肘などが原因で尺骨神経高位麻痺が生じ，進行例では鷲手を呈する．肘部管部のチネル徴候，フローマン徴候が陽性となる．

4 股関節・仙腸関節

股 関 節

股関節は骨盤と大腿骨を結ぶ関節で，上肢の肩関節に相当する．寛骨外面にある寛骨臼という深いくぼみに，大腿骨頭がはまりこんでつくる．直立体位をとるヒトでは，左右の下肢が身体を支える部位で，この関節が直立，歩行等に重要な関節である．

1) 関節の区分

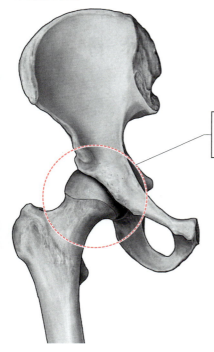

股関節：寛骨（寛骨臼）と大腿骨頭による関節で球関節（臼状関節）に属する．

4. 股関節・仙腸関節

2) 靱帯の分布

腸骨大腿靱帯：腸骨の下前腸骨棘の下部と大腿骨大転子および転子間稜を結ぶ靱帯で2尖に分かれる（ビゲロウのY靱帯）．厚みのある強靱な靱帯である．

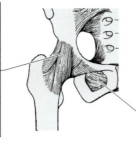

恥骨大腿靱帯：恥骨上枝と大腿骨頸を結ぶ靱帯．

坐骨大腿靱帯：坐骨の寛骨臼と大腿骨頸および転子窩を結ぶ靱帯で一部は輪帯と連絡する．

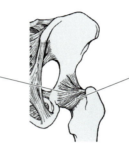

輪帯：大腿骨頸を輪状に取り巻く靱帯．

大腿骨頭靱帯：大腿骨頭窩と寛骨臼窩を結ぶ関節内靱帯で内部に血管を通す．また，円靱帯と呼ばれることもある．

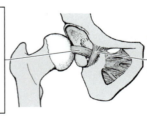

寛骨臼横靱帯：寛骨臼の前面に張る靱帯．

88

3) 股関節周囲の滑液包の分布

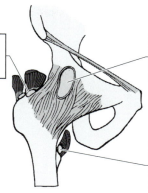

- 小殿筋転子包：小殿筋と大転子の間にある滑液包.
- 腸恥包：腸腰筋と股関節の間にある滑液包.
- 腸腰筋腱下包：腸腰筋腱と小転子の間にある滑液包.

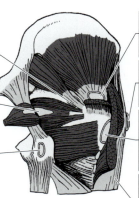

- 梨状筋滑液包：梨状筋と大転子の間にある滑液包.
- 内閉鎖筋坐骨包：内閉鎖筋と坐骨枝の間にある滑液包.
- 大殿筋坐骨包：大殿筋と坐骨結節との間にある滑液包.
- 中殿筋転子包：中殿筋腱と小殿筋との間にある滑液包.
- 大転子皮下包：大転子部の皮下にある滑液包.
- 大殿筋転子包：大殿筋と大転子の間にある大型の滑液包.
- 腸脛靱帯：大腿外側面を縦に走行する幅広い強靱な靱帯.

4. 股関節・仙腸関節

4) X線像

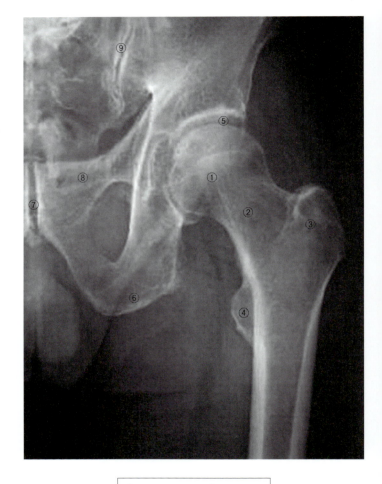

① 大腿骨頭
② 大腿骨頸
③ 大転子
④ 小転子
⑤ 寛骨臼
⑥ 坐骨結節
⑦ 恥骨結合
⑧ 恥骨上枝
⑨ 仙腸関節

股関節の解剖

5) CT像

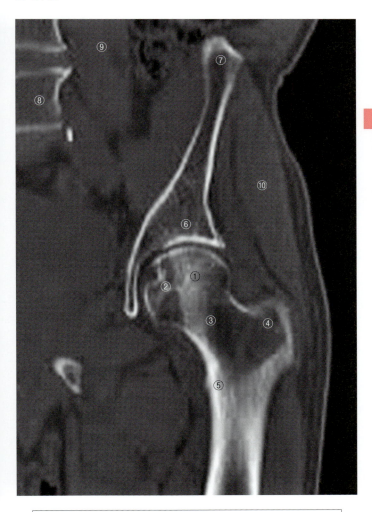

① 大腿骨頭　　④ 大転子　　⑦ 腸骨稜　　⑩ 中殿筋
② 大腿骨頭窩　⑤ 小転子　　⑧ 腰椎椎体
③ 大腿骨頸　　⑥ 寛骨臼　　⑨ 大腰筋

4. 股関節・仙腸関節

6) MRI像（前頭断）

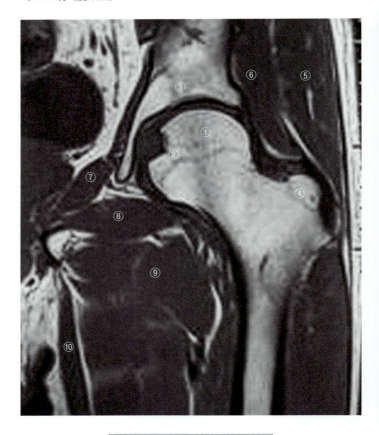

① 大腿骨頭
② 大腿骨頭窩
③ 寛骨臼
④ 大転子
⑤ 中殿筋
⑥ 小殿筋
⑦ 内閉鎖筋
⑧ 外閉鎖筋
⑨ 短内転筋
⑩ 薄筋

股関節の解剖

7) MRI像（水平断）

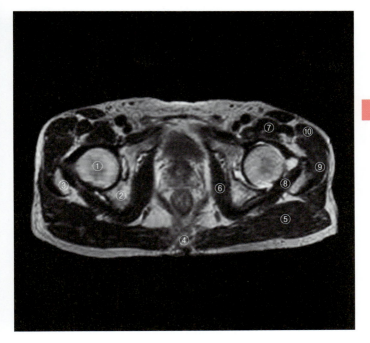

① 大腿骨頭	⑥ 内閉鎖筋
② 寛骨臼	⑦ 腸骨筋
③ 大転子	⑧ 小殿筋
④ 尾骨	⑨ 中殿筋
⑤ 大殿筋	⑩ 大腿筋膜張筋

4. 股関節・仙腸関節

8) 股関節周囲の動脈分布

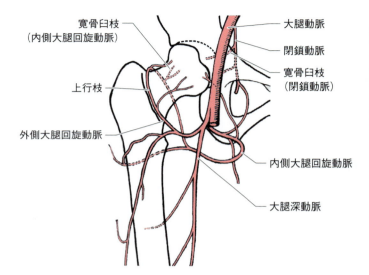

＊股関節の後面は下殿動脈からも血液供給を受ける．
＊大腿回旋動脈から大腿骨頭に向かう枝は臨床的に被膜動脈と呼ばれている．

股関節の動き

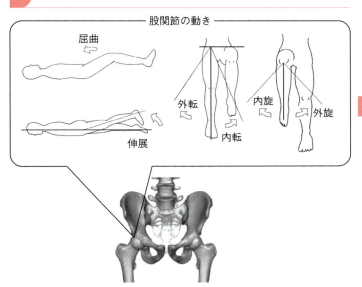

関節名	大腿の動き		
	屈伸／伸展	内転／外転	内旋／外旋
股関節	◎	◎	◎
仙腸関節＋腰椎	○	△	△

骨盤上の大腿骨の股関節骨運動は，相対的に固定された骨盤上での大腿骨の動きを表すが，大腿骨上の骨盤の股関節骨運動には骨盤の前後傾の動きとともに腰椎の動きも伴う．

4. 股関節・仙腸関節

股関節（1）

動きのメカニズム 骨盤上における大腿骨の動き

股関節の可動域は，大腿骨頭を軸とした関節運動によって2つの動きで表される．

骨盤を固定した状態での大腿骨の回転を矢状面では屈曲と伸展という．

大腿骨を固定した状態での骨盤の回転を矢状面では前傾と後傾という．

大腿骨の屈曲制限においては骨盤の後傾，大腿骨の伸展制限においては骨盤の前傾の代償が起こる．

大腿骨の屈曲には骨盤の後傾，伸展には前傾を伴う

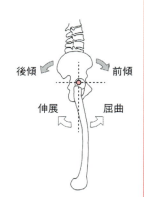

● 観察のポイント

腸腰筋の短縮

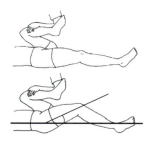

股関節屈曲拘縮があると，対側の股関節屈曲により骨盤が後傾を強いられることで，観察肢は腸腰筋に引かれ，大腿がベッドから浮いてくる．
このときの股関節屈曲角度が拘縮の度合いを表す値となる．これをトーマステスト（Thomas test）という．

股関節 (1)

● ROM検査

股関節屈曲

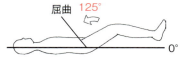

基本軸：体幹と平行な線
移動軸：大腿骨（大転子と大腿骨外側顆の中心を結ぶ線）

制限要因
軟部組織性の近接（大腿前面の筋と下腹部との間の接触）

骨盤を固定し股関節内外旋中間位
骨盤の後傾を起こすときが最終域

● その他の検査

下肢長の左右差

両側の上前腸骨棘の位置が同じ高さであることを確認し，両膝を立て，両足を揃える．正常であれば両膝の高さは同じであるが，膝の位置が中枢側に偏位している場合（A）は，大腿骨の短縮，膝の位置が末梢側に偏位している場合（B）は下腿骨の短縮を表している．

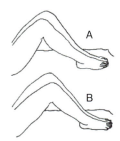

Aは大腿骨の短縮
Bは下腿骨の短縮
を表す．

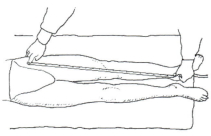

棘果長（きょっかちょう）：上前腸骨棘から内果までの最短距離
転子果長：大転子から外果までの最短距離
左右の転子果長が同じで，棘果長が異なる場合，上前腸骨棘と大転子の間の部分に問題があることを意味する．

4. 股関節・仙腸関節

臨床で考えよう　変形性股関節症の外観

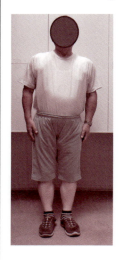

- 70歳男性，10年前より両股関節痛を訴え，2年前に左人工股関節置換術を受けた．

- 左側の上前腸骨棘の高さが低い．
- 膝蓋骨上縁の高さは左右ほぼ等しい．
- 体幹を正中位に戻すと，左踵が床から離れる．または右膝が屈曲位となる．
- 写真では表していないが，骨盤前傾と腰椎前弯の増強が認められる．

● 画像を視るポイント

変形性股関節症のX線（二次性の場合の測定法）

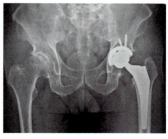
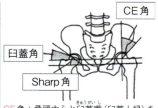

左人工股関節置換術
右股関節
関節裂隙の狭小化，荷重部の骨硬化（骨がレントゲンで白くなっている）が認められる．CE角15°，Sharp角45°．

CE角：骨頭中心と臼蓋嘴（臼蓋上縁）を結んだ線と骨頭中心の垂線となす角
正常 25〜35°
20°以下は臼蓋形成不全

Sharp角：涙痕下端と臼蓋嘴とを結ぶ線と両側涙痕下端を結ぶ線となす角度
正常 28〜42°　48°以上は脱臼

臼蓋角：腸骨最下端部と臼蓋嘴を結んだ線と両腸骨最下端部のなす角度
小児 20〜30°　成人 10°　25°以上異常

股関節 (1)

● 変形性股関節症の発症機序

股関節の**弱点**は，…
球関節で関節窩が深く安定しているが，不適合の場合には荷重ストレスが増大し変形を生じる．

このことは，荷重による負荷を関節面のより広い範囲に分散できることを意味している．
さらに関節可動域全体における関節の安定性を確保している．

変形性股関節症の原因は，先天性股関節脱臼の後遺症，臼蓋形成不全症，あるいは外傷による関節の不適合性による．

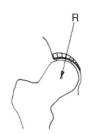

関節面に加わる力はその合力Rで示される．正常の股関節では体重負荷面上の3/8のところにある．

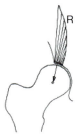

Rの位置が上に近づくと体重負荷面は小さくなりストレスが増加する．

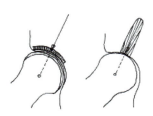

関節軟骨がなくなると，臼蓋の曲率半径が異なるために，関節面の不一致が起こり，ストレスが増大する．

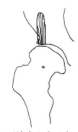

関節の不適合があると，接触面によって体重を支持するために力を伝達する面が小さくなる．

4. 股関節・仙腸関節

股関節 (2)

動きのメカニズム

股関節周囲の靱帯は強力である

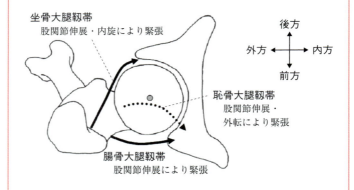

坐骨大腿靱帯
　股関節伸展・内旋により緊張

恥骨大腿靱帯
　股関節伸展・
　外転により緊張

腸骨大腿靱帯
　股関節伸展により緊張

後方／外方／内方／前方

前面の靱帯は<u>立位</u>時の骨盤と大腿との安定性に関与

● 観察のポイント

股伸筋が働かなくても立位保持可

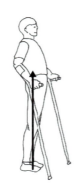

対麻痺患者の立位姿勢を表す（長下肢装具装着）．
腸骨大腿靱帯などで股関節を過伸展位に固定させ支持基底面内に重心線が落ちる肢位で保持している．
床反力ベクトルは股関節中心より後方を通る．

100

股関節 (2)

ROM検査

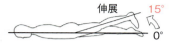

股関節伸展

基本軸：体幹と平行な線
移動軸：大腿骨（大転子と大腿骨外側顆の中心を結ぶ線）

骨盤（上前腸骨棘）の前傾を起こすときが最終域→骨盤の固定

制限要因
　結合織：関節包前部，腸骨大腿靭帯，坐骨大腿靭帯，恥骨大腿靭帯の緊張
　筋性：股関節屈筋群の緊張；腸腰筋，大腿筋膜張筋，縫工筋，大腿直筋，長内転筋

その他の検査

股伸展可動域検査の変法

腹臥位になることができない場合

側臥位で

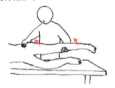

股関節の伸展に伴い，骨盤の前傾や回旋（厳密には腰椎の回旋）が起こらないよう注意する．

あるいは背臥位で

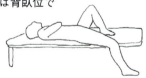

ベッドから測定側の下肢を垂らすことで股関節を伸展して測定するという方法も臨床では簡便なため用いられやすい．
※反対側の膝を立てて骨盤をニュートラルにする．これによって骨盤前傾による代償を予防する．

4. 股関節・仙腸関節

臨床で考えよう　　大腿骨頸部骨折の外観

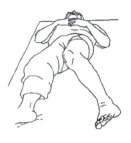
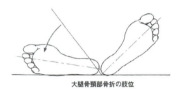

大腿骨頸部骨折の肢位

患側下肢は短縮し外旋位を呈する
患側の内外旋，股関節の軸圧による痛みの増強
圧痛部位：スカルパ三角，大転子部

● 画像を視るポイント

大腿骨頸部骨折のX線像

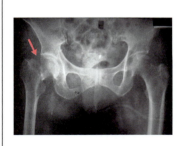

Garden分類のstageⅢ：関節内の骨折（内側型）であり，骨膜性仮骨の形成に欠ける．そのため保存的な治療では骨癒合が困難となる．

股関節 (2)

● 大腿骨頸部骨折の発症機序

股関節の**弱点**は，…
大転子が表皮下にあり，直接的な外力によって骨折が生じやすい．

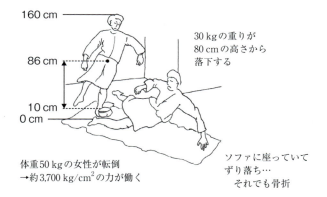

160 cm
86 cm
10 cm
0 cm

30 kgの重りが
80 cmの高さから
落下する

体重50 kgの女性が転倒
→約3,700 kg/cm² の力が働く

ソファに座っていて
ずり落ち…
　それでも骨折

大腿骨頸部骨折
高齢者が立ち上がろうとして，あるいは歩行中に転倒し大転子部を強打し起立不能となる発生頻度の高い重要な骨折である．

分類
骨折部位により，1) 内側骨折　2) 外側骨折
骨折型 (発生機序) により，1) 内転型　2) 外転型
最も頻度の高いものは内側骨折の内転型である．

特徴
この骨折は，高齢者が寝たきりになり，認知症，肺炎，褥創，尿路感染症などの合併症をきたすことが多いため，転位の大小にかかわらず早期離床を目的とした観血療法が一般的に行われる．

4. 股関節・仙腸関節

股関節(3)

動きのメカニズム 　**股関節内・外転の動き**

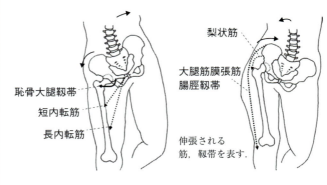

股関節内・外転の制限は**骨盤**と**腰椎**の動きを伴う

● 観察のポイント

ドゥシャンヌ歩行

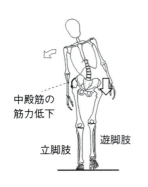

股関節内転筋の短縮によって股外転制限が起こると遊脚肢側へ骨盤が落ち込み，股関節は内転位となる．
それに対して体幹が立脚側へ倒れる．これを**ドゥシャンヌ歩行**という．
股関節外転筋の筋力低下によっても生じる．

股関節 (3)

ROM検査

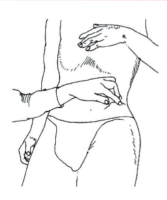

基本軸：左右の上前腸骨棘を結ぶ線への垂直線
移動軸：大腿中央線（上前腸骨棘より膝蓋骨中心を結ぶ線）

股関節の外転・内転

制限要因
【外転】
結合織：関節包下部，腸骨大腿靱帯，坐骨大腿靱帯，恥骨大腿靱帯の下部束の緊張
筋性：大・長短内転筋，恥骨筋，薄筋の緊張
【内転】
結合織：関節包上部と腸骨大腿靱帯の上部束の緊張
筋性：中殿筋，小殿筋，大腿筋膜張筋の緊張

その他の検査

骨盤の傾斜による代償

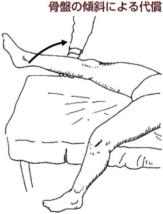

測定中に骨盤が傾斜すれば，股関節の動きは誤ったように感じる．まず患者の左右上腸骨棘を触診し，その同側の前腕で右前上腸骨棘を動かさないように保持する．その状態で可動域を測定する．

骨盤を固定する方法として，対側の下肢をベッドの端から垂らして，検査している側の腸骨棘を保持して骨盤の動きを抑制する．

4. 股関節・仙腸関節

| 臨床で考えよう | 股関節後方脱臼の外観 |

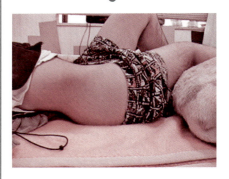

- スケートボードでジャンプし転倒の際に膝を地面に強打し右股関節を負傷した.
- 発生機序として右股関節屈曲位で膝の前方より後方に強力な外力が作用した.
- 患者は膝にスポーツ用のプロテクターをしていたため, 膝蓋骨の損傷はみられなかった.
- 下肢は屈曲・内転・内旋位に弾発性固定される.
- ローゼル・ネラトン線より大転子が上昇し, 下肢は短縮してみえる.
- 殿筋の深部に移動した骨頭を触れることができる.

● 画像を視るポイント

股関節後方脱臼のX線像

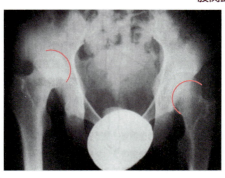
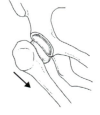

右大腿骨骨頭が後方に偏位している.

股関節 (3)

股関節脱臼の発症機序

股関節の**弱点**は，…
関節窩が後方を向き骨頭が後外側へ脱臼しやすい．

寛骨臼は外側，やや下方前面を向いている．
大腿骨骨頭は頸体角によって内上方に面している．

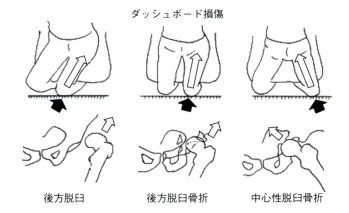

ダッシュボード損傷

後方脱臼　　　　後方脱臼骨折　　　中心性脱臼骨折

最近では若者のバイク事故，交通事故によるダッシュボード損傷，スキーによる転倒などで発生する．股関節脱臼の大半は後方脱臼を占め，その半数以上に寛骨臼や大腿骨頭などの骨折を合併する．また，後方脱臼では坐骨神経損傷，前方脱臼では大腿神経損傷を伴う．

分類

(1) 後方脱臼 { 腸骨脱臼

　　　　　　　 坐骨脱臼

(2) 前方脱臼 { 恥骨脱臼

　　　　　　　 恥骨下脱臼

(3) 中心性脱臼（寛骨臼の骨折を伴う脱臼）

4. 股関節・仙腸関節

股関節（4）

動きのメカニズム / 股関節内・外旋の動き

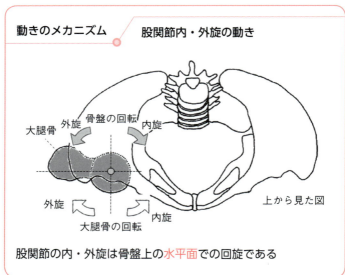

股関節の内・外旋は骨盤上の水平面での回旋である

● 観察のポイント

靴着脱動作での股内旋の強制

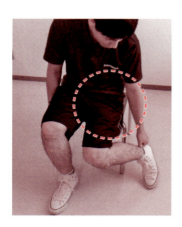

後外側アプローチによる人工股関節置換術において，股関節の屈曲・内転・内旋肢位は脱臼の危険性を伴うので，術後の生活指導において注意をしなければならない．

ROM検査

股関節の内旋・外旋

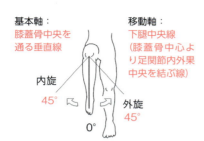

基本軸：
膝蓋骨中央を通る垂直線

移動軸：
下腿中央線
(膝蓋骨中心より足関節内外果中央を結ぶ線)

内旋 45°
外旋 45°
0°

制限要因
【外旋】
結合織性：関節包前部, 腸骨大腿靭帯, 恥骨大腿靭帯の緊張
筋性：中殿筋, 小殿筋, 大・長内転筋, 恥骨筋の緊張

【内旋】
結合織性：関節包後部, 坐骨大腿靭帯の緊張
筋性：内・外閉鎖筋, 上・下双子筋, 大腿方形筋, 中殿筋後部線維, 大殿筋

その他の検査

Craig test (クレイグテスト)：大腿骨前捻角

前捻角とは, 大腿骨体部と大腿骨頸部の捻れである. 正常では大腿骨体部に対して大腿骨頸部は10〜15°前方を向いている. つまり前方に捻れているので「前捻角」という.

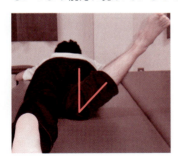

被検者は腹臥位で股関節内外転中間位になる.
検者は膝関節を90°屈曲した状態で大転子に触れ, 他動的に股関節の内外旋を行い, 大転子が最も膨隆する角度を測定する.

正常：内旋10°〜15°, 後捻：内旋10°以下, 過度前捻：内旋15°以上で最も大転子の膨隆を触れる.

4. 股関節・仙腸関節

仙 腸 関 節

1) 骨盤の関節の区分

骨盤は左右の寛骨と仙骨で構成される立体構造で前部において左右の恥骨，後部において寛骨と仙骨に連結がある．

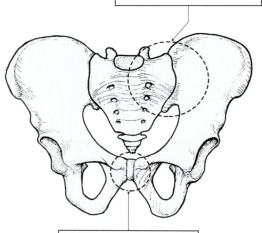

仙腸関節：左右の寛骨（耳状面）と仙骨（耳状面）を結ぶ関節で，平面関節に属する．

恥骨結合：左右の恥骨による半関節で間に線維軟骨性の恥骨円板が存在する．

仙腸関節の解剖

2) 骨盤周囲の靱帯

腸腰靱帯：第5腰椎横突起と腸骨を結ぶ靱帯.

鼡径靱帯：上前腸骨棘と恥骨を結ぶ靱帯で腹部と下肢の境界となる.

前仙腸靱帯：仙腸関節の前面をおおう強力な靱帯.

恥骨円板：左右の恥骨間を結ぶ軟骨性の円板.

恥骨弓靱帯：恥骨結合の下端をおおう靱帯.

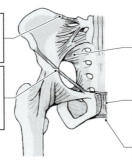

後仙腸靱帯：仙腸関節の後面をおおう強力な靱帯.

仙棘靱帯：仙骨後面と坐骨棘を結ぶ靱帯で大坐骨孔と小坐骨孔の境界となる.

仙結節靱帯：仙骨後面と坐骨結節を結ぶ強靱な靱帯.

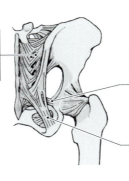

4. 股関節・仙腸関節

3) 骨盤のX線像

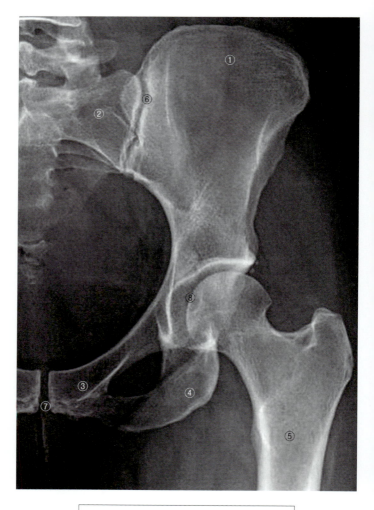

① 腸骨　　④ 坐骨　　⑦ 恥骨結合
② 仙骨　　⑤ 大腿骨　⑧ 股関節
③ 恥骨　　⑥ 仙腸関節

仙腸関節の解剖

4) 骨盤のCTおよびMRI像

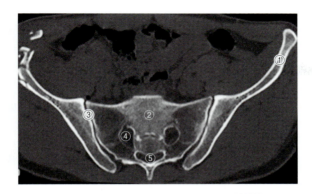

① 腸骨	③ 仙腸関節	⑤ 仙骨管
② 仙骨	④ 後仙骨孔	

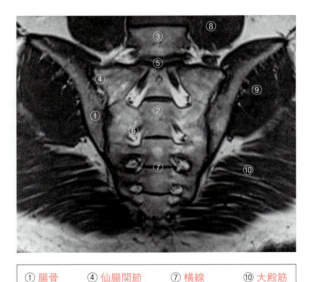

① 腸骨	④ 仙腸関節	⑦ 横線	⑩ 大殿筋
② 仙骨	⑤ 椎間板	⑧ 大腰筋	
③ 腰椎	⑥ 後仙骨孔	⑨ 中殿筋	

4. 股関節・仙腸関節

仙腸関節

動きのメカニズム / 仙腸関節

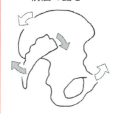

前屈の動き

仙骨は前傾
腸骨は後傾

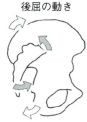

後屈の動き

仙骨は後傾
腸骨は前傾

前屈では，腸骨上において仙骨が前方回旋し，仙骨上において腸骨が後方回旋する．

後屈ではその逆である．骨盤内の荷重応力の軽減に寄与している．

仙腸関節ではうなずき（前屈）と起き上がり（後屈）の動きがある

観察のポイント

仙腸関節障害

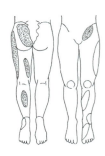

仙腸関節障害で訴えられる"腰痛"の部位を示している．点の領域は100症例中10症例に認められた部位を表した．仙腸関節を中心とした痛みが一般的であるが，殿部，鼠径部，下肢などにも痛みを生じることがある．

(村上栄一，菅野晴夫，奥野洋史ほか．仙腸関節性腰殿部痛の診断と治療．MB Orthop. 2005；18：77-83.)

仙腸関節

● 仙腸関節の検査

仙腸関節の問題は画像所見では，判断（診断）が難しい

Patrick test（パトリックテスト）

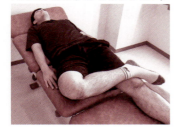

患肢の膝を曲げ，足を反対側の膝あたりに乗せ，そのまま膝を床に向かって股関節を開く．

仙腸関節の痛みを訴えたら陽性．（鼠径部の痛みは股関節の病変を疑う）

大腿（膝蓋骨の上，近位）の上に乗せた際の足の痛みや，観察する側の対側の腸骨翼を押さえる際の手による痛みが生じないように行う．

Gaenslen test（ゲンスレンテスト）

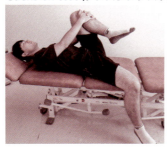

仰臥位で健側下肢を膝をかかえ込ませるようにして股関節を屈曲させる．

伸展している側に疼痛を訴えれば陽性．

屈曲する側の痛みを訴えることがある．訴える側が伸展側であるかどうかを聞くこと．

仙腸関節に対する徒手的検査は，他に仙腸関節前方引き出しテスト，大腿剪断テスト，仙腸関節圧迫テスト，仙骨剪断テストなどがある．

5 膝関節

　膝関節は脛骨と大腿骨，膝蓋骨と大腿骨の2つの関節の複合体である．この関節によって屈伸と下腿の内外旋を生じる．また膝蓋骨という種子骨によって大腿四頭筋の効率を良くすることで，身体重心の上下移動に関与している．

1) 関節の区分

脛骨大腿関節：いわゆる膝関節で大腿骨下端の内側顆と外側顆，脛骨上端の内側顆と外側顆からなるらせん関節である．

（近位）脛腓関節：脛骨外側顆と腓骨頭による関節で平面関節に属する．

膝蓋大腿関節：膝蓋骨と大腿骨間の関節をいう．

5. 膝関節

2) 靱帯の分布

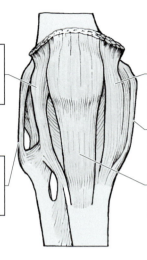

- 外側膝蓋支帯：外側広筋の腱膜の続きで膝関節の前外側をおおう．
- 内側膝蓋支帯：内側広筋の腱膜の続きで膝関節の前内側をおおう．
- 内側側副靱帯：内側上顆と脛骨内側顆の間に張る靱帯．
- 外側側副靱帯：外側上顆と腓骨頭の間に張る束状の靱帯．
- 膝蓋靱帯：大腿直筋から連続する強靱な靱帯で脛骨粗面に終わる．

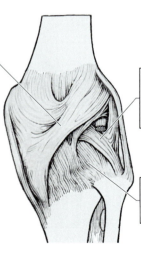

- 斜膝窩靱帯：膝関節の後面を外上方から内下方へ斜めに張る靱帯．
- 弓状膝窩靱帯：膝関節の後面を内上方から外下方へ弓状に張る靱帯．
- 後腓骨頭靱帯：脛腓関節の後面をおおう弱い靱帯．

膝関節の解剖 ●

内側半月：大腿骨と脛骨の関節面間に存在する線維軟骨性の小板で関節部の安定性・衝撃の分散・吸収，滑液の関節腔内への拡散を助ける．

膝横靱帯：左右の半月の前方を結ぶ靱帯．

前十字靱帯：膝関節内の大腿骨外側顆内壁から脛骨顆間部中央前方に扇状に広がりながら付着する関節内靱帯で，脛骨の前方偏位および下腿内旋を制御する．

後十字靱帯：膝関節内の大腿骨内側顆内壁から脛骨顆間部中央前方に扇状に広がりながら付着する関節内靱帯で，脛骨の前方偏位および下腿内旋を制御する．

後半月大腿靱帯：外側半月の後端と内側顆を斜めに結ぶ靱帯．

外側半月：大腿骨と脛骨の関節面間に存在する線維軟骨性の小板で関節部の安定性・衝撃の分散・吸収，滑液の関節腔内への拡散を助ける．

5

膝関節

119

5. 膝関節

3) 滑液包の分布

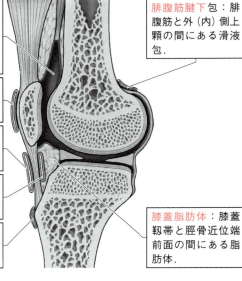

膝蓋上包：関節包の一部で関節の前上部に大きく広がる部位で膝関節筋の停止となる．

膝蓋前皮下包：膝蓋骨と皮膚の間にある滑液包．

浅膝蓋下包：膝蓋靱帯と皮膚の間にある滑液包．

深膝蓋下包：膝蓋靱帯と脛骨の間にある滑液包．

脛骨皮下包：脛骨粗面下部の皮下にある滑液包．

腓腹筋腱下包：腓腹筋と外（内）側上顆の間にある滑液包．

膝蓋脂肪体：膝蓋靱帯と脛骨近位端前面の間にある脂肪体．

膝関節の解剖

4) X線像

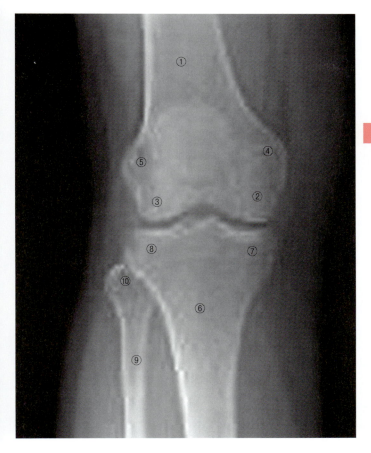

① 大腿骨
② 内側顆(大腿骨)
③ 外側顆(大腿骨)
④ 内側上顆
⑤ 外側上顆
⑥ 脛骨
⑦ 内側顆(脛骨)
⑧ 外側顆(脛骨)
⑨ 腓骨
⑩ 腓骨頭

5. 膝関節

5) CT像

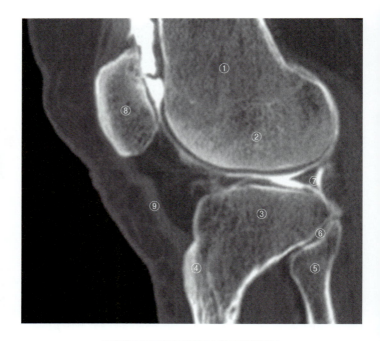

① 大腿骨
② 外側顆
③ 脛骨（外側顆）
④ 脛骨粗面
⑤ 腓骨頭
⑥ 脛腓関節
⑦ 外側半月
⑧ 膝蓋骨
⑨ 膝蓋靱帯

膝関節の解剖

6) MRI像（前頭断）

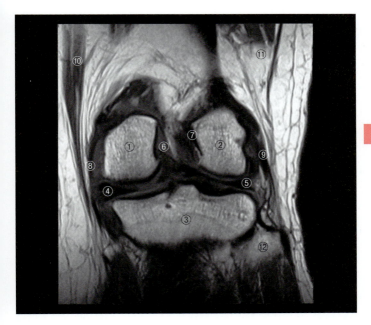

① 大腿骨内側上顆	⑦ 前十字靱帯
② 大腿骨外側上顆	⑧ 内側側副靱帯
③ 脛骨	⑨ 外側側副靱帯
④ 内側半月	⑩ 縫工筋
⑤ 外側半月	⑪ 大腿二頭筋
⑥ 後十字靱帯	⑫ 腓骨頭

5. 膝関節

7) MRI像（矢状断）

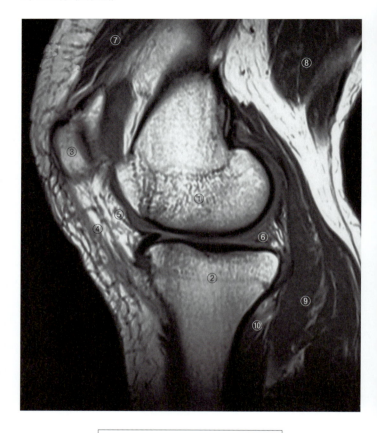

① 大腿骨
② 脛骨
③ 膝蓋骨
④ 膝蓋靱帯
⑤ 膝蓋下脂肪体
⑥ 内側半月
⑦ 大腿四頭筋
⑧ 半膜様筋
⑨ 腓腹筋
⑩ 膝窩筋

膝関節の解剖

8) MRI像（水平断）

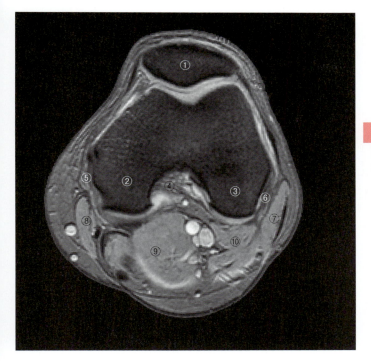

① 膝蓋骨
② 内側顆
③ 外側顆
④ 後十字靱帯
⑤ 内側側副靱帯
⑥ 外側側副靱帯
⑦ 大腿二頭筋
⑧ 縫工筋
⑨ 腓腹筋内側頭
⑩ 腓腹筋外側頭

5. 膝関節

9) 膝関節周囲の動脈分布

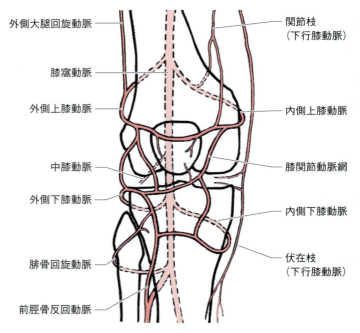

＊十字靱帯には中膝動脈からの枝が栄養を供給する．

膝の動き

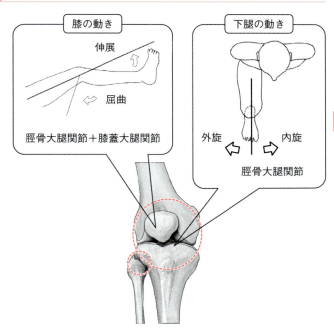

	膝の動き	下腿の動き
関節名	屈曲／伸展	内旋／外旋
脛骨大腿関節	◎	◎
膝蓋大腿関節	◎	
近位脛腓関節		○

＊下腿の内・外旋については，日本整形外科学会および日本リハビリテーション医学会の「関節可動域表示ならびに測定法」には表示されていない．

脛骨大腿関節 (1)

動きのメカニズム / 関節包内運動

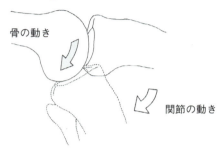

膝関節が屈曲していくと脛骨上関節面は凹の法則によって，後方へ移動する．屈曲位では脛骨の回旋がわずかに可能になる．

膝関節内の動きにはころがりとすべりがある

観察のポイント

終末伸展回旋 (screw-home rotation)

端座位で膝屈曲90°において，脛骨粗面と膝蓋骨尖との皮膚上に点を付ける（黒点）．次に膝を完全伸展させ，再び同じように点を付けると（赤点），元の黒点より外側に位置することが分かる．

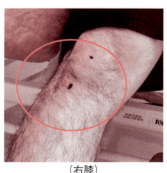

（右膝）

伸展に伴い脛骨に外旋が生じる

この外旋運動は，伸展の最後の30°で発生するため終末強制回旋運動ともいう．

しゃがんだ姿勢から立ち上がる時，大腿骨は固定された脛骨に対して相対的に内旋するにつれ，膝関節は伸展方向へとロックされる．終末伸展回旋は，大腿骨内側顆の形状，前十字靱帯の緊張，大腿四頭筋の外側への牽引などの原因によって起こる．

脛骨大腿関節 (1)

● ROM検査

膝の伸展と屈曲

基本軸：大腿骨軸（大転子と大腿骨外側顆を結ぶ線）

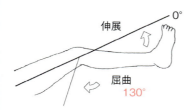

移動軸：腓骨（腓骨頭と外果を結ぶ線）

制限要因
【屈曲】
軟部組織の近接：下腿と大腿後面の筋腹間の接触と踵部と殿部の接触
筋性：内・外側広筋，中間広筋の緊張

【伸展】
結合織：関節包後部，斜膝窩靱帯，弓膝窩靱帯，側副靱帯，前・後十字靱帯の緊張

● その他の検査

アライメント

アライメントとは各分節の位置関係を意味するもので，大腿骨と下腿骨では，大腿骨の中央を通る線と下腿の中央を通る線とがなす角度を**大腿脛骨角**（Femoro-Tibial Angle：**FTA**）といい，大腿骨頭の中心と足関節の中心を結んだ線を**ミクリッツ線**，または**下肢荷重線**（Mechanical axis）という．大腿脛骨角の正常角度は176°（生理的外反）である．

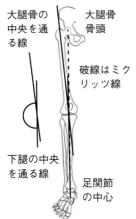

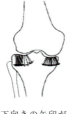

下向きの矢印が，接触圧分布を示す．矢印の大きさは，圧力の強さを表す．内外側ともに接触圧が均一に分布している．

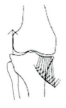

内側関節面に強い圧力の集中を認める．外側の上向きの矢印は外側側副靱帯に代表される外側支持組織に発生している張力を示している．これは腸脛靱帯で圧痛を認める．

129

5. 膝関節

臨床で考えよう　　変形性膝関節症の外観

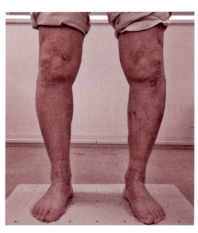

- 80歳男性，数年前より左膝痛あり．
- 足を揃えると両膝に間隙がある．
- 下肢アライメントは膝内反位である．
- 膝関節内側裂隙部に痛みが生じる．
- 膝周囲に腫脹を認める．
- 大腿内側広筋の萎縮を認める．
- しゃがみ込み，階段昇降（特に降りる際），歩き始めに痛みが生じる．
- 膝を完全に伸ばすことができない．

● 画像を視るポイント

変形性膝関節症のX線

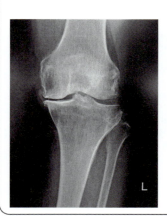

骨棘形成，骨硬化，また膝内側裂隙の狭小化が認められる．
変形性膝関節症のX線重症度分類（Kellgren & Lawence分類）のGrade Ⅲである．
関節軟骨はX線では直接評価できないので大腿骨と脛骨の軟骨下骨間距離を測定する．
荷重関節である膝関節の正確な評価には，立位でのX線像が重要である．

脛骨大腿関節 (1)

● 変形性膝関節症の発症機序

膝関節の**弱点**は，…

関節を構成する2つの長管骨は，関節面が丸くなっているので安定性には貢献しない．

平らな脛骨の上に大腿骨がのっているため非常に不安定で適合性の悪い関節である．日常生活では座ったり立ったり身体重心の上下移動の動きに働く関節である．

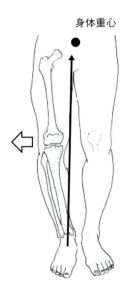

荷重による力学的な要因によって，内側関節面に大きなストレスを生じることでO脚変形を起こす．さらに外側側副靱帯に代表される外側支持組織に影響を与える．

5. 膝関節

脛骨大腿関節 (2)

動きのメカニズム / 膝半月板の動き

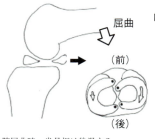

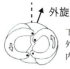

下腿の内旋において，
外側半月板は後退
内側半月板は前進

下腿の外旋において，
外側半月板は前進
内側半月板は後退

膝屈曲時，半月板は後退する．
外側半月板の方がより大きく後退する．
膝伸展時は前進する．

膝半月板は可動性があり，膝屈曲時に後退する

● 観察のポイント

荷重時の大腿と下腿とのアライメント

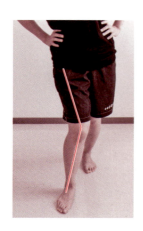

膝半月板は，体重が加わった状態でのひねりや衝撃において，クッションとスタビライザーの役割を果たしている．これが損傷すると，膝の曲げ伸ばしの際に痛みやひっかかりを感じることがある．ひどい場合には，膝に水（関節液）がたまったり，急に膝が動かなくなる"ロッキング"という状態になり，歩けなくなるほど痛くなったりする．

脛骨大腿関節 (2)

ROM検査

腰かけ座位（腹臥位，背臥位）

基本軸：膝屈曲90°の位置で足長軸が自然に向く位置
移動軸：足長軸

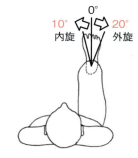

下腿の内旋と外旋

0°
10° 内旋　20° 外旋

この運動は膝と足関節との複合運動で膝伸展位では起こらない．

その他の検査

運動連鎖による痛みとその関連した外傷・障害

立位で片足を半歩前進位にして膝を軽度屈曲させ，下図の肢位にしたとき膝痛を訴えた際の可能性のある損傷を示す．

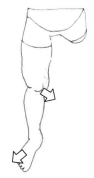 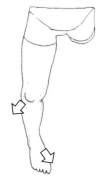

膝が内に入って，つま先が外
(Knee-in Toe-out)
膝外反　下腿外旋
→外側半月板損傷
　膝内側側副靱帯損傷
　鵞足炎

膝が外で，つま先が内にはいる
(Knee-out Toe-in)
膝内反　下腿内旋
→内側半月板損傷
　膝外側側副靱帯損傷
　腸脛靱帯炎

133

5. 膝関節

臨床で考えよう　　陳旧性膝関節軟部組織損傷の外観

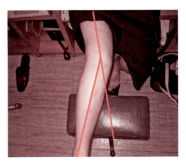

受傷機序としては，つま先が外側を向いている状態で，膝が内側に倒れ，かつ回旋が加わった状態であり，外反動揺を著明に認め，前方引き出し：ラックマンテスト陽性，内側裂隙部の圧痛著明，マックマレーテストも陽性である．3つの組織（内側側副靱帯・前十字靱帯・内側半月板）の損傷を**不幸の三徴候：アンハッピー・トライアド**と呼び，膝の軟部組織損傷のなかで最も不幸な複合損傷といわれる．

臨床で考えよう　　膝後十字靱帯損傷の外観

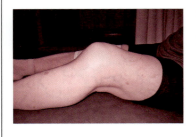

写真は脛骨粗面部強打し負傷した症例である．下腿部の**後方落ち込み徴候（サギングサイン：sagging sign）**がみられる．その他，後十字靱帯損傷は発生機序として膝関節屈曲位の際に下腿部を強打して負傷するため，ダッシュボード損傷（他に股関節後方脱臼・膝蓋骨骨折）の1つに入っている．

前十字靱帯損傷が**非接触型**による損傷が多いが，後十字靱帯は**接触型**の損傷が多いことが特徴である．

徒手検査では後方動揺がみられる．臨床では単独損傷か他の膝関節構成組織の損傷を伴うものかを的確に評価する必要がある．なぜなら後十字靱帯単独の損傷では一般的に治療方針として保存療法が優先されるからである．

脛骨大腿関節 (2)

● 膝前十字靭帯損傷の発症機序

膝関節の**弱点**は，…

下肢が荷重により固定され大腿が捻れることで，靭帯損傷を生じやすい．

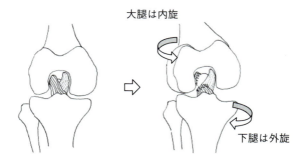

大腿は内旋

下腿は外旋

受傷機転：ストップやカッティングなどの
減速性動作で好発する

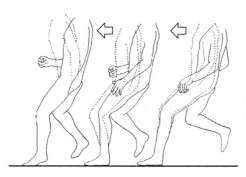

破線が膝前十字
靭帯損傷の場合

サイドカッティングの際の体幹の前方への動揺が顕著である．

左膝で制動するには大腿四頭筋の活動が必要であるが，前十字靭帯損傷により大腿骨に対して脛骨が前方へ移動することで大腿四頭筋の張力が減じる．同時に脛骨の前方移動を防ぐためにハムストリングスが活動し，その張力を上げるために骨盤が前傾し体幹が前屈する．

5. 膝関節

COLUMN

膝軟部組織損傷を評価するための各検査法

ここでは発生頻度の高い軟部組織損傷をとりあげる.

1) 内側側副靱帯損傷
発生機序：膝関節に強い外反力が加わり損傷する.
徒手検査：外反ストレステスト

2) 半月板損傷
発生機序：膝関節の屈伸の際に下腿の回旋が加わり発生する.
多くは内側側副靱帯や前十字靱帯損傷など他の組織と合併することが多い.
徒手検査：マックマレーテスト，圧迫アプライテスト

3) 前十字靱帯損傷
発生機序：接触型損傷と非接触型損傷がある.
接触型損傷は，スポーツなどで他の人と接触し膝に外反・回旋が加わり，発生する．この場合には内側側副靱帯，内側半月板損傷を合併することが多い．非接触型損傷は単独損傷とも呼ばれ，ジャンプの着地や急停止，急な方向転換などで起こる.
徒手検査：前方引き出しテスト，ラックマンテスト，N-テスト

外反ストレステスト　　　内反ストレステスト

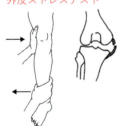 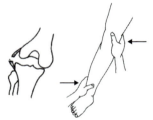

膝30°屈曲位での不安定性は内側側副靱帯の損傷を疑う．内側側副靱帯単独での損傷では伸展位での不安定性は生じない.

膝30°屈曲位での不安定性は外側側副靱帯の損傷を疑う

マックマレーテスト

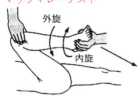

外旋・伸展での疼痛およびクリックを内側裂隙部に認めれば内側半月損傷.
内旋・伸展での疼痛およびクリックを外側裂隙部に認めれば外側半月損傷.

脛骨大腿関節 (2)

COLUMN
膝軟部組織損傷を評価するための各検査法 (つづき)

圧迫アプライテスト
内側の痛みは
内側半月板
外側の痛みは
外側半月板

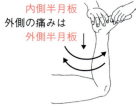

ラックマンテスト
脛骨近位端が前方に引き出される

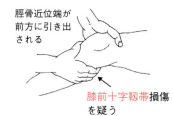

膝前十字靱帯損傷を疑う

前方引き出しテスト
脛骨近位端が前方に引き出される

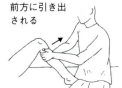

N-テスト
膝関節約90°屈曲位から膝の外反と下腿の内旋を加えながら膝を伸展していく．

40°〜20°屈曲位での骨外側関節面が前内方に亜脱臼した雑音を触知．

膝前十字靱帯損傷を疑う

後方押し込みテスト

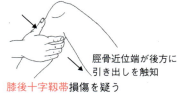

脛骨近位端が後方に引き出しを触知

膝後十字靱帯損傷を疑う

5. 膝関節

膝蓋大腿関節

動きのメカニズム 膝屈曲の動きに影響する

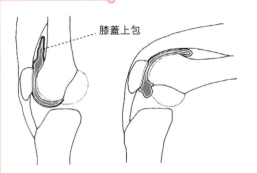

膝蓋上包

膝蓋骨下には滑液包が存在する．これによって大腿四頭筋による伸展機構を効率的に行うことができる．

膝蓋骨下の滑液包の癒着は膝伸展と屈曲の制限をきたす

● 観察のポイント

膝蓋骨の可動性

膝を完全に伸展させ，大腿の筋群の力を抜いた状態で膝蓋骨を手でつまんで動かすと縦，横方向に可動性があるのが分かる．

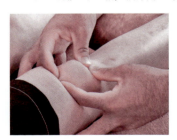

膝関節を屈曲させた時，膝蓋骨は遠位へ滑り運動を起こし，伸展では逆に近位への滑り運動が生じる．また横方向への滑り運動も起こる．

膝蓋骨に運動障害がある場合，関節面への負荷が生じる．また膝蓋骨の位置が低い場合には，膝蓋下脂肪体の癒着，膝蓋腱の癒着，膝蓋大腿関節間での圧迫力が高いことが推測される．

膝蓋大腿関節

● 膝の検査

膝蓋骨圧迫テスト

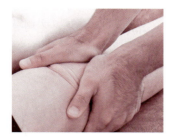

摩擦音，疼痛，不快感が生じた場合は，膝蓋骨軟化症，変形性膝関節症などが疑われる．

膝蓋骨跳動テスト

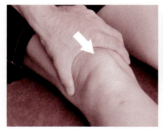

示指と母指で膝蓋骨上嚢から滲出液を押し出し，膝の15cmの位置から膝蓋骨上縁までをすべらせ絞るようにする．

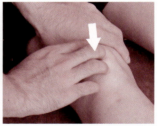

母指と他指の指尖を膝蓋骨におき，すばやく下方に圧する．コツコツという音があれば滲出液の存在を示す．

5. 膝関節

臨床で考えよう　膝蓋骨外側脱臼の外観

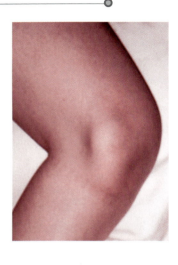

- 外観では膝蓋骨の外側偏位がみられる.
- 膝関節は軽度屈曲位のまま動かすことができない.
- 歩行不能となる.
- 実際の臨床では自動で膝関節を伸展させ整復されることが多い(自然整復).その場合には,膝関節内側部の圧痛(内側膝蓋支帯部の圧痛),膝蓋骨の不安定性:アプリヘンションサイン(apprehension sign)陽性がみられる.

● 画像を視るポイント

膝蓋骨外側脱臼のX線像

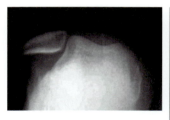

軸射像で明らかに膝蓋骨が外側に偏位している.

側面像では大腿骨遠位端部に膝蓋骨が重なり合う.

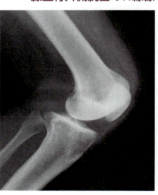

膝蓋大腿関節

外傷性膝蓋骨脱臼の発症機序

膝関節の**弱点**は，…

生理的外反で大腿四頭筋が活動すると，膝蓋骨は外側への脱臼を生じやすい．

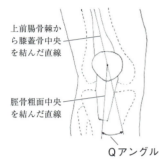

上前腸骨棘から膝蓋骨中央を結んだ直線

脛骨粗面中央を結んだ直線

Qアングル

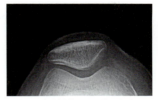

正常では大腿骨外側顆の方が高くなって膝蓋骨の外側脱臼を阻んでいる．

発症機序 膝蓋大腿関節に何らかの要因を有し，跳躍や飛び降りの際，膝関節外反や下腿への外旋が加わり発生する．外側脱臼がほとんどである．

要因 膝蓋骨・大腿骨遠位端部の形態異常，外反膝，Q-角の増大，大腿骨前捻角過度，内側広筋の脆弱化（外傷性），全身の関節弛緩

特徴 膝を屈伸させることにより自然に整復される．

症状 脱臼肢位のままであれば，膝関節は軽度屈曲位のまま動かすことができず，歩行不能．

膝関節は弾発性固定（脱臼の固有肢位）となる．

外側脱臼の場合には，内側膝蓋支帯部に断裂をみるため内側の膝蓋大腿関節部に圧痛を認める．

整復 長座位で股関節屈曲位，膝関節軽度屈曲位とする．この状態で膝蓋骨を手指で深くつまむ．さらに膝蓋骨を上方に移動し顆部の隆起を越え，遠位方向へと整復する．

臨床上の留意点

関節内側痛のため内側半月板損傷と混同してはならない．

5. 膝関節

COLUMN

変形性膝関節症に対しての
レッグエクステンション運動は可動域に注意

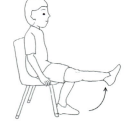

レッグエクステンション（Leg Extension）は，大腿四頭筋の筋力増強運動の一つである．

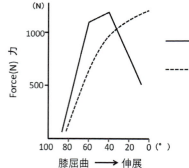

―――― 膝蓋大腿関節圧迫力

------ 大腿四頭筋筋力

[Hunter et al. 1984]

レッグエクステンションの運動は，大腿四頭筋筋力増強の運動であるが，膝蓋大腿関節での圧迫力が変形を助長する

座位で足部に9kgの重りをつけ膝関節の伸展運動を行った．横軸は膝屈曲位から伸展位への膝関節角度を示す．
その際，大腿四頭筋の筋活動が高くなっていることを表す（破線），また膝蓋骨と大腿骨との圧迫力が膝関節40°付近で最大値に達する（実線）．

Rehabilitation of the Injured knee Letha Y.Hunter, F.James Funk, Jr.Mosby, 1984 p52

6 足関節

　足関節は、足首にある関節である。足関節は脛骨、腓骨、7つの足根骨を含めた9個の骨で構成されており、距腿関節、距踵舟関節、距骨下関節、踵立方関節、楔舟関節で構成される複関節である。距腿関節は上跳躍関節、距踵舟関節と距骨下関節とを合わせて下跳躍関節とも呼ばれる。また、距踵舟関節と踵立方関節を合わせて横足根関節（ショパール関節）と呼ぶ。さらに中足骨の間に足根中足関節（リスフラン関節）がある。

1) 関節の区分

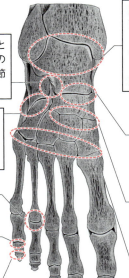

距腿関節：脛骨（下関節面、内果関節面）、腓骨（外果関節面）と距骨（距骨滑車）によるらせん（蝶番）関節である。上跳躍関節とも呼ばれる。

距骨下関節：距骨と踵骨とによる関節の1つで、下跳躍関節の一部となる。

踵立方関節：踵骨と立方骨との関節でショパール関節の一部となる。

距踵舟関節：距骨、踵骨、舟状骨による顆状関節でショパール関節の一部となる。

楔舟関節：舟状骨と3つの楔状骨の間の関節

中足趾節関節（MP関節）

近位趾節間関節（PIP関節）

遠位趾節間関節（DIP関節）

足根中足関節（リスフラン関節）：足根骨と中足骨とによる関節

143

6. 足関節

2) 靱帯の分布

内側側副靱帯（三角靱帯）：内果から下方へ三角形状に広がる靱帯で脛舟部，脛踵部，前脛距部，後脛踵部の4つに区分される．

内側距踵靱帯：距骨内側後部と踵骨を結ぶ靱帯．

距舟靱帯：背側において距骨頭と舟状骨を結ぶ靱帯．

後距踵靱帯：距骨の後端と踵骨を結ぶ靱帯．

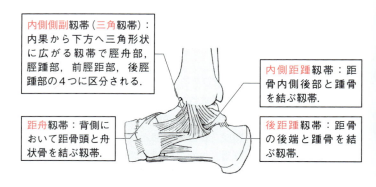

後脛腓靱帯：外果後部と脛骨下端後部を結ぶ靱帯．

前脛腓靱帯：外果前部と脛骨下端前部を結ぶ靱帯．

後距腓靱帯：外果下端と距骨後部を結ぶ靱帯．

前距腓靱帯：外果と距骨前部を結ぶ靱帯で外傷による損傷の頻度が高い．

踵腓靱帯（外側側副靱帯）：外果下端と踵骨外側面を結ぶ靱帯．

二分靱帯：足背において踵骨と立方骨，舟状骨を結ぶY字形の靱帯．

外側距踵靱帯：距骨下関節の外側において距骨と踵骨を結ぶ靱帯．

頸靱帯＊：足背において距骨と踵骨を結ぶ靱帯

踵立方靱帯：足背において踵骨と立方骨を結ぶ靱帯．

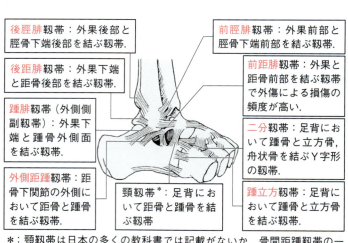

＊：頸靱帯は日本の多くの教科書では記載がないか，骨間距踵靱帯の一部としている．

足関節の解剖

底側踵立方靭帯（短足底靭帯）：足底において踵骨と立方骨を結ぶ靭帯.

底側足根中足靭帯：足底において足根骨と中足骨を結ぶ靭帯.

底側立方舟靭帯：立方骨と舟状骨の間を横に張る靭帯.

長足底靭帯：足底において踵骨と中足骨底の間を縦に長く走行する靭帯.

底側踵舟靭帯（バネ靭帯）：足底において踵骨と舟状骨を結ぶ強靭で弾力性に富む靭帯.

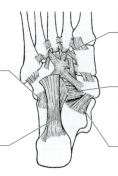

骨間中足靭帯：隣接する中足骨同士を結ぶ靭帯.

骨間楔間靭帯：骨間足根靭帯の1つで楔状骨同士を結ぶ靭帯.

骨間楔中足靭帯：楔状骨と中足骨底の間の靭帯.

骨間楔立方靭帯：骨間足根靭帯の1つで外側楔状骨と立方骨の間を結ぶ.

骨間距踵靭帯：距骨と踵骨によって形成される足根洞内にある強靭な靭帯で距骨下関節を安定させる.

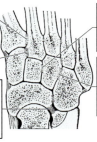

6. 足関節

3) 滑液包の分布

上伸筋支帯：下腿下部前面において伸筋群の腱を支える.

上腓骨筋支帯：外果下端後部から踵骨外側上部に渡り腓骨筋腱を支える.

外果皮下包：外果部の皮下にある滑液包.

下腓骨筋支帯：下伸筋支帯に連続し踵骨外側面で腓骨筋腱を支える.

内果皮下包：内果部の皮下にある滑液包.

下伸筋支帯：足背を十字に渡る支帯で伸筋群の腱を支える.

踵骨後部滑液包：踵骨とアキレス腱の間にある滑液包.

アキレス腱皮下包：アキレス腱部の皮下にある滑液包.

足底腱膜：足底の皮下に張る厚く強靱な腱膜.

屈筋支帯：内果と踵骨内側面を結ぶ支帯で屈筋群の腱を支える.

足関節の解剖

4) X線像

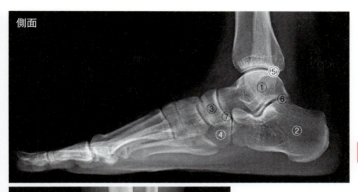

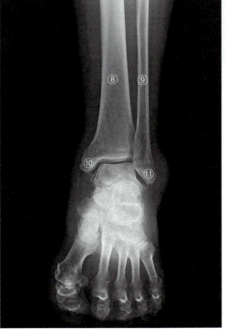

① 距骨
② 踵骨
③ 舟状骨
④ 立方骨
⑤ 距腿関節
⑥ 距骨下関節
⑦ 距踵舟関節
　（ショパール関節）
⑧ 脛骨
⑨ 腓骨
⑩ 内果
⑪ 外果

6. 足関節

5) CT像

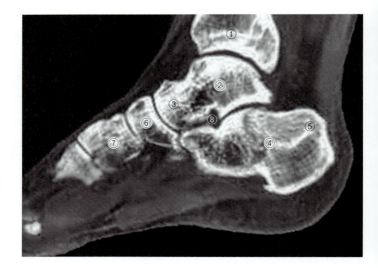

① 脛骨
② 距骨
③ 距骨頭
④ 踵骨
⑤ 踵骨隆起
⑥ 舟状骨
⑦ 楔状骨
⑧ 足根洞

足関節の解剖

6) MRI像

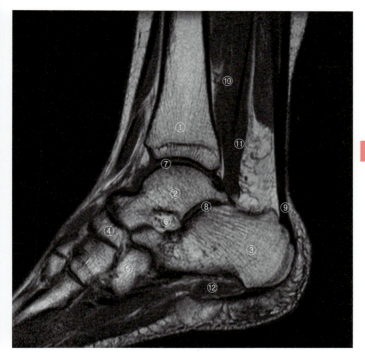

① 脛骨	⑦ 距腿関節
② 距骨	⑧ 距骨下関節
③ 踵骨	⑨ アキレス腱
④ 舟状骨	⑩ 後脛骨筋
⑤ 立方骨	⑪ 長母趾屈筋
⑥ 足根洞	⑫ 短趾屈筋

6. 足関節

7) 足の動脈分布

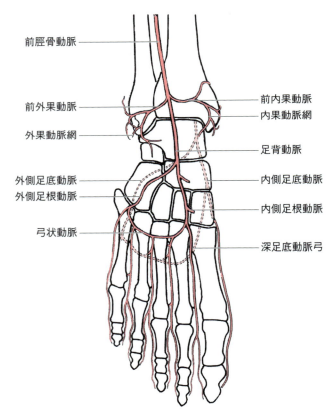

※足底には後脛骨動脈から分岐する外側および内側足底動脈が分布する．

足部の動き

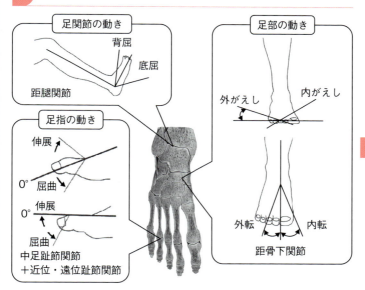

関節名	足関節の動き 背屈/底屈	足部の動き 回内/回外	足部の動き 内転/外転	足指の動き 屈曲/伸展	足指の動き 内転/外転
距腿関節	◎	△	△		
距骨下関節	○	◎	○		
距踵舟関節	○	○	○		
踵立方関節	○	○	○		
楔舟関節	○	○	○		
足根中足関節	○	△	○		
中足趾節関節				◎	○
近位趾節間関節				◎	
遠位趾節間関節				◎	

6. 足関節

距腿関節と下腿脛腓関節

動きのメカニズム — **距骨滑車面は後方より前方が広い**

距腿関節は脛腓結合からなる天蓋（溝）に距骨が入り、背屈とともに脛骨が距骨・関節面の前方に移動する。距骨は前方が後方より大きいので天蓋（溝）はまり込む。

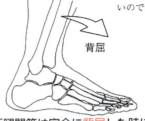
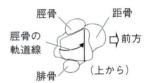

距腿関節は完全に背屈した時に安定性が増加する

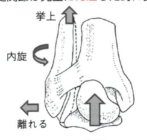
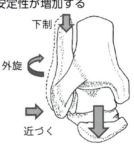

足部の背屈・底屈の運動には下脛腓関節が関与する

● **観察のポイント**

歩行中の最大足背屈

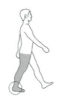

健常歩行では立脚終期に足関節は背屈10°となる。背屈制限が生じると、股関節伸展が不足し対側下肢の歩幅が減少する。

距腿関節と下腿腓関節

ROM検査

足の背屈（伸展）

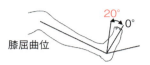

膝屈曲位

制限要因
　結合織：関節包後部，三角靱帯後部，後距腓靱帯の緊張
　筋性：ヒラメ筋（アキレス腱）

基本軸：腓骨への垂直線（腓骨頭と外果を結ぶ線）
移動軸：第5中足骨
　　　　足外側より測定

その他の検査

距腿関節の動き

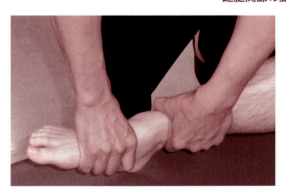

距腿関節はらせん関節で関節が最も緩む肢位（LLP：loose packed position）は軽度底屈位である．距腿関節の背屈では距骨の後方滑りと外旋が生じるので，左手を下腿後方から固定し，右手で前足部を保持し，距骨を後方に滑りこませるように力を加える．
左右差によって関節内の遊びを確認することができる．

6. 足関節

臨床で考えよう　足関節脱臼骨折の外観

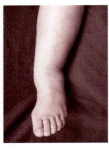 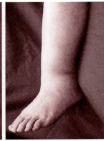

- 急な坂道を下り、足を滑らせて受傷した．
- 受傷直後の外観では下腿に対して足部は外側に転位している．
- 三角靱帯部および腓骨遠位端部に異常可動性，軋轢音の骨折固有症状がみられる．
- 起立，歩行不能である．

● 画像を視るポイント

足関節脱臼骨折のX線像

脛骨の中心軸に対して距骨中心軸がどのようになっているか．①画像では外側へ移動している（外側脱臼）：三角靱帯の断裂．②脛腓間の離開がみられる：遠位脛腓靱帯の断裂．③腓骨は外果より近位すなわち腓骨骨幹部で骨折している．以上のことが画像で読み取れ，**ポット骨折（Pott骨折）**が疑われる．

受傷機序を分析すると，足部回内で距骨に外旋力が加わる**ランゲハンセン（Lauge-Hansen）の分類**の回内-外旋損傷ステージ3にあたる．

154

距腿関節と下脛腓関節

観察のポイント

足関節脱臼骨折の発症機序

足関節の**弱点**は，…

- 足底屈位では距腿関節に遊び（joint laxity）が生じ不安定．
- 底背屈の運動軸は完全な水平-前額軸ではない．

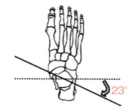
外果は内果よりも後下方に位置している

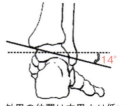
外果の位置は内果より低い

足関節は距骨滑車面の形状から底屈位で不安定である．
さらに底背屈の運動軸が内果と外果の位置関係によって，純粋な横行軸（破線）とは異なる．そのため背屈は外旋（外転）で内反（回外），逆に底屈では内旋（内転）と外反（回内）の動きが起こる．

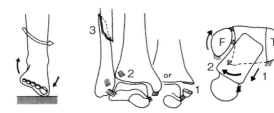

跳躍や高所からの転落・転倒などにより，足関節に強い外力が働くと，足関節周囲の靱帯損傷や骨折が生じる．それらは足部が回外または回内位をとるような肢位で，距骨が外旋または内転，外転するような強い外力が働くことにより生じる．その結果，さまざまな骨折や靱帯損傷の組み合わせた病態になる．
上図は回内-外旋で生じる果部骨折である．1. 内果の横骨折，重症になると 2. 前脛腓靱帯の損傷，次いで 3. 高位の腓骨らせん骨折が生じる．

足関節骨折にはLauge-Hansen分類とDanis-Weber分類が用いられる．

6. 足関節

距腿関節

動きのメカニズム — 足の底屈

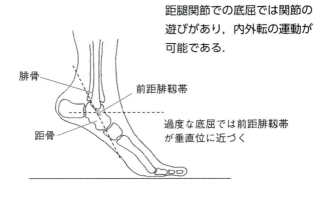

距腿関節での底屈では関節の遊びがあり，内外転の運動が可能である．

腓骨
前距腓靱帯
距骨

過度な底屈では前距腓靱帯が垂直位に近づく

距腿関節は底屈した時に不安定になる

● 観察のポイント

ハイヒールでの荷重の影響

ハイヒールでは距腿関節において左右での不安定性を生じる．また中足骨頭が沈み荷重が集中する．

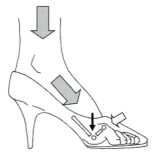

距腿関節

ROM検査

足の底屈（屈曲）

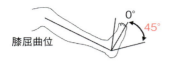

膝屈曲位

基本軸：腓骨への垂直線（腓骨頭と外果を結ぶ線）
移動軸：第5中足骨
足外側より測定

制限要因
　骨性：距骨後端結節と脛骨後縁との接触
　結合織性：関節包後部，三角靱帯後部，前距腓靱帯
　筋性：前脛骨筋，長母趾伸筋，長趾伸筋の緊張

その他の検査

距骨回旋の評価

背屈

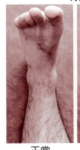
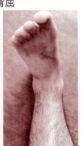

正常　　　異常

底屈

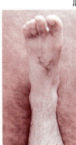
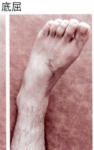

正常　　　異常

背屈を指示した時
背屈位での距骨の後方への滑りを確認
腓骨の挙上と回旋制限
下腿三頭筋の緊張

底屈を指示した時
底屈位での距骨の前方への滑りを確認
内旋を伴う動きは異常を疑う（距骨内側組織の癒着）
腓骨の下制と回旋制限

6. 足関節

臨床で考えよう　リスフラン靱帯損傷の外観

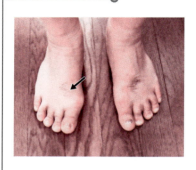

- ジャンプの着地で前足部を支点として捻転し発症した．
- 足底アーチが消失している．
- 第1・2中足骨底の圧痛と腫脹が認められる．
- 歩行時の踏み返し時の痛みが特徴的である．

画像を視るポイント

リスフラン靱帯損傷のX線像

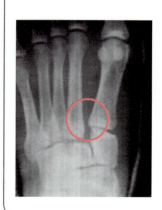

立位での荷重時の画像である．右側の第1と第2中足骨間および内側楔状骨と第2中足骨の離開が明らかである．
リスフラン靱帯損傷（臨床で最も多い）である．

距腿関節

● リスフラン(足根中足)関節靱帯損傷の発症機序

リスフラン関節の**弱点**は,…
平面関節ですべり運動が主であるため,つま先からの外力により圧迫力が直接加わる.

運動自由度1の平面関節である.
中足骨底(凹状)と楔状骨,立方骨の関節面(凸状)との連結であり,特に第2列は靱帯によって強く固定されている.

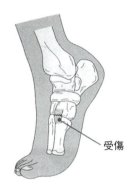
受傷

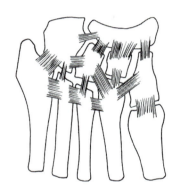

受傷機転
足関節および足部が底屈状態で,中足骨部から着地,前足部が固定された状態で足部に垂直な圧迫力が加わり,これに回旋や屈曲などの力が複合されて発生する.損傷の頻度は内がえし捻挫より少ない.
しかし,この部位の靱帯損傷の見落としや不適切な後療法により不安定性,疼痛等の後遺症が生じやすい.

6. 足関節

距骨下関節

動きのメカニズム / 距骨下関節

距骨下関節の運動軸はヘンケ軸といわれ
水平面から42°矢状面から16°傾いている
この軸によって足部の
内がえし（底屈，内転，回外）
外がえし（背屈，外転，回内）が起こる

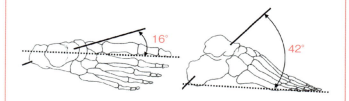

距骨下関節の運動軸によって足部の内がえし，外がえしが起こる

● 観察のポイント

内側縦アーチの低下

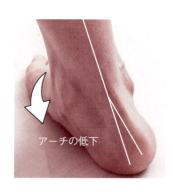

アーチの低下

後足部の回内（外がえし）から内側縦アーチの低下，そして下腿内旋が生じ膝関節への外反応力が起こる．また後足部の回内は前足部を床に押し付ける．これは相対的に中足部は回外位となる．

距骨下関節

● ROM検査

足の外・内がえしと内・外転

内・外がえし

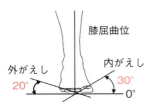

基本軸：下腿への垂直線
移動軸：足底面

足部の内・外転

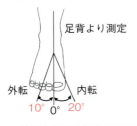

基本軸：第1と第2中骨間の中央線
移動軸：移動した同線

制限要因
【内がえし】
結合織性：関節包，背側踵立方靱帯，背側距舟靱帯，二分靱帯の外側部束，および立方舟状，楔舟，楔間，楔立方，足根中足，中足間の各関節の背側，底側，骨間にある種々の靱帯
筋性：長・短腓骨筋の緊張

【外がえし】
結合織性：関節包，三角靱帯，底側踵舟靱帯，二分靱帯内側部束，横中足靱帯，および立方舟状，楔舟，楔間，楔立方，足根中足，中足間の各関節の背側，底側，骨間の種々の靱帯
筋性：後脛骨筋の緊張

大腿や下腿の回旋を防ぐために下腿遠位端を固定する．内・外がえしの運動を避ける．

● その他の検査

後足部の可動性

下腿の二等分線と踵骨の二等分線によって表す．踵骨の二等分線は踵骨の近位2/3の内縁と外縁の触診によって決める．
踵骨の回内と回外角度を測定する．
また立位荷重時での角度を確認する．

（足部後方）

6. 足関節

臨床で考えよう / 前距腓靱帯損傷の外観

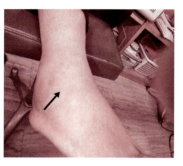

- 足関節を内がえしによって発症した.
- 前距腓靱帯損傷で前距腓靱帯部に圧痛，腫脹著明となり前方動揺を認める（Ⅱ度）.
- 負傷数日後に外果下方に皮下出血斑を認める.

臨床的最も多くみられるのは前距腓靱帯損傷である．さらに内反動揺性を認めるものは踵腓靱帯損傷（Ⅲ度）である．

臨床で考えよう / 三角靱帯損傷の外観

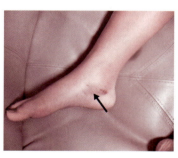

- 足関節を外がえしによって発症した.
- 三角靱帯部（脛舟部，前脛距部，脛踵部，後脛距部）に圧痛，腫脹，皮下出血斑著明となり外反動揺を認める.

三角靱帯は外側側副靱帯に比べ強靱であり，内果の裂離骨折を伴うことがあるため注意が必要である．

距骨下関節

● 足部の捻挫の発症機序

足関節の**弱点**は，…
内果の位置が外果より高く前方にあるため内反の可動域が大きい．そのため足内反での捻挫を生じやすい．

外側の靱帯は内側と比較して脆弱で，底屈時に足部が内側へ誘導される．

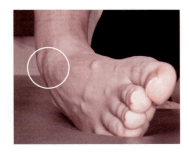 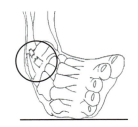

足部の軟部組織損傷　足関節，足部の捻挫
1) 外側側副靱帯損傷
足関節を内がえしすることによって発生する．
臨床的に最も多くみられるのは前距腓靱帯の損傷である．
前距腓靱帯は足関節の内がえし・距骨の前方移動を抑制する機能をもつ．
したがって，前距腓靱帯の損傷Ⅱ度・Ⅲ度では足関節の内反動揺性，前方引き出し症状が著明となる．

2) 内側側副靱帯損傷
足関節を外がえしすることによって発生する．外側側副靱帯に比べて強靱であり，しばしば内果の裂離骨折を伴うことがある．内側側副靱帯は三角形の形状をしており，三角靱帯と呼ばれ脛舟部，前脛距部，脛踵部，後脛距部からなる．

6. 足関節

中足趾節関節（足のMP関節）

動きのメカニズム / 中足趾節関節

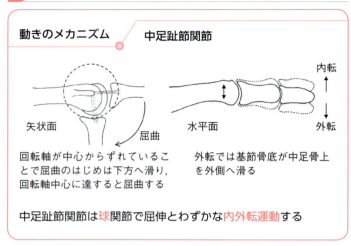

回転軸が中心からずれていることで屈曲のはじめは下方へ滑り，回転軸中心に達すると屈曲する

外転では基節骨底が中足骨上を外側へ滑る

中足趾節関節は球関節で屈伸とわずかな内外転運動する

観察のポイント

遊脚前期の足MP関節の伸展

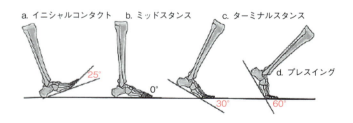

a. イニシャルコンタクト　b. ミッドスタンス　c. ターミナルスタンス　d. プレスイング

健常歩行において遊脚前期（プレスイング）では，中足基節関節は60°まで伸展する．これによって足関節の滑らかな振り出しが可能となる．

中足趾節関節（足のMP関節）

ROM検査

足趾の関節

中足趾節関節

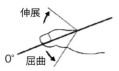

伸展 / 0° / 屈曲

母趾中足趾節関節　屈曲35°
　　　　　　　　　伸展60°
基本軸：第1中足骨
移動軸：第1基節骨
足趾中足趾節関節　屈曲35°
　　　　　　　　　伸展40°
基本軸：第2〜5中足骨
移動軸：第2〜5基節骨

近位趾節間関節

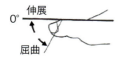

0° / 伸展 / 屈曲

母趾近位趾節間関節　屈曲60°
　　　　　　　　　　伸展0°
基本軸：第1基節骨
移動軸：第1末節骨
足趾近位趾節間関節　屈曲35°
　　　　　　　　　　伸展0°
基本軸：第2〜5基節骨
移動軸：第2〜5中節骨

遠位趾節間関節
足趾遠位趾節間関節　屈曲50°
　　　　　　　　　　伸展0°
基本軸：第2〜5中節骨
移動軸：第2〜5末節骨

中足趾節関節での制限要因
【屈曲】
結合織性：関節包背側，側副靱帯
筋性：短趾伸筋の緊張
　もし，足関節底屈位およびIP関節屈曲位で測定すると，長母趾伸筋または長趾伸筋の緊張が運動を制限する．
【伸展】
結合織性：関節包底面，掌側板（掌側線維軟骨板）
筋性：短母趾屈筋，短趾屈筋，短小趾屈筋の緊張
　もし，足関節背屈位およびIP関節伸展位で測定すると，長母趾屈筋または長趾屈筋の緊張が運動を制限する．またIP関節が過度に屈曲していると虫様筋や骨間筋の緊張が影響する．

近位趾節間関節での制限要因
【屈曲】
結合織性：関節包背側，側副靱帯
筋性：短趾伸筋の緊張
　もし，足関節底屈位およびIP関節屈曲位で測定すると，長母趾伸筋または長趾伸筋の緊張が運動を制限する．
【伸展】
結合織性：関節包底面，掌側板（掌側線維軟骨板）
　もし，足関節背屈位およびIP関節伸展位で測定すると，長母趾屈筋または長趾屈筋の緊張が運動を制限する．

遠位趾節間関節での制限要因
【屈曲】
結合織性：関節包背側，側副靱帯と斜支帯靱帯
近位趾節間関節と同様
【伸展】
結合織性：関節包底面，掌側板（掌側線維軟骨板）

6. 足関節

臨床で考えよう　外反母趾の外観

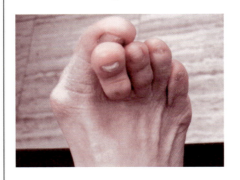

外反母趾には第一中足骨の内転と基節骨の外転により趾節骨頭の露出が著明となる．

画像を視るポイント

外反母趾のX線像

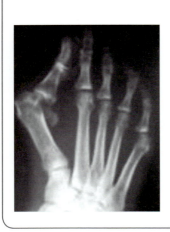

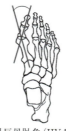

外反母趾角（HVA）
第1中足骨の長軸と基節骨の長軸を通る線で成す角度をいう．
正常域は9〜15°
16°以上を外反母趾

中足趾節関節（足のMP関節）

● 外反母趾の発症機序

中足指節関節の**弱点**は，…
中足骨頭は凸面で基節骨近位端は浅いくぼみで構成されているため，内外転の動きを生じる．特に歩行における荷重応答期に母趾に外反応力が生じる．

荷重時の足のゆがみ

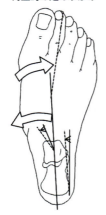

原因は明らかではないが，母趾に外反応力が生じる回内足，骨・関節の非対称性，不適切な履物などが要因とされている．

足に荷重がかかると，距骨頭が内側に偏位し，第1足根中足関節では内反し，中足基節関節では外反方向に力が加わる．

歩行時の衝撃緩衝

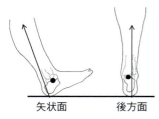

矢状面　　後方面

踵接地した後に，踵から加わる力（床反力）
●が足関節の回転軸である．

矢状面では，
床反力は足関節軸の後方なので，底屈トルクが生じる．それに釣り合うように背屈筋が活動している．

後方面では，
床反力は足関節軸よりも外側に位置するので，距骨下関節の外反トルクが生じる．それに釣り合うように内反筋が活動する．衝撃緩衝のために特に**後脛骨筋**によって制御される．

この衝撃緩衝のための足縦アーチの低下によっても前足部へのゆがみの影響を与える．

167

COLUMN

全身関節弛緩性の評価

関節の不安定性を表す一つの評価として，全身関節弛緩（General Joint Laxity：GJL）の評価がある．
・スポーツ障害の予防のためのメディカルチェック
・結合組織疾患の病態像の把握
靱帯損傷などの外傷が存在せずに，先天的に靱帯や関節包が緩い．

関節弛緩性テスト（東大式）

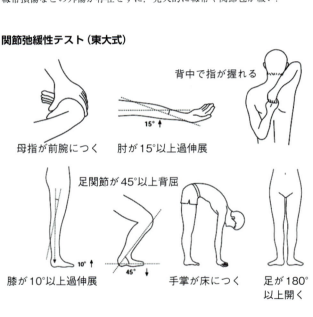

左右一側ずつ評価するものは片側陽性を0.5点とし，7点中3点以上の場合には全身関節弛緩性ありと判断する．
運動中の関節支持能力が低下することによる関節外傷発生の危険性が高まる可能性がある．

7 脊柱・顎関節

脊柱は頸椎（7個），胸椎（12個），腰椎（5個），仙骨（1個），尾骨（2〜3個）が積み重なって構成される．頸椎から腰椎までは椎間板を介した連結と関節突起による連結（椎間関節）がみられる．また，第一頸椎は後頭骨，胸椎は肋骨，仙骨は寛骨と関節する．

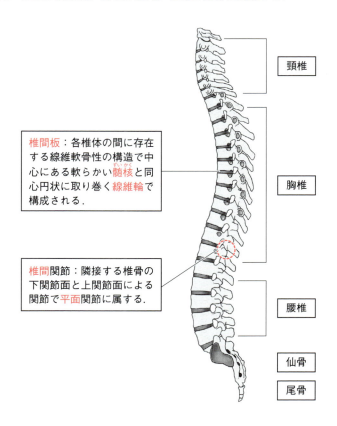

椎間板：各椎体の間に存在する線維軟骨性の構造で中心にある軟らかい髄核と同心円状に取り巻く線維輪で構成される．

椎間関節：隣接する椎骨の下関節面と上関節面による関節で平面関節に属する．

頸椎

胸椎

腰椎

仙骨

尾骨

7. 脊柱・顎関節

頸 椎

1) 頸椎の関節の区分

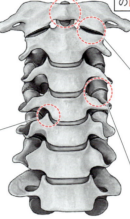

正中環軸関節：環椎と軸椎（歯突起）による関節で車軸関節に属する．頭部の回旋運動にかかわる．

外側環軸関節：環椎（下関節窩）と軸椎（上関節面）による関節で平面関節に属する．

鈎椎関節（ルシュカ関節）：隣接する頸椎の椎体側面にできる関節．

椎間関節：隣接する椎骨の下関節面と上関節面による関節で平面関節に属する．

脊柱（頸椎）の解剖

2）頸椎の靱帯の分布

環椎十字靱帯：正中環軸関節において歯突起の後面をおおう靱帯で環椎横靱帯と縦束で構成される．

翼状靱帯：歯突起上部側面と大孔外側縁を結ぶ靱帯で頭蓋の回旋を制御する．

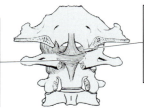

歯尖靱帯：歯突起上端と後頭骨を結ぶ靱帯．

前縦靱帯：脊柱全体にわたり椎体の前面を縦に走行する長い靱帯．

後縦靱帯：脊柱全体にわたり椎体の後面を縦に走行する長い靱帯．

項靱帯：項部を後頭骨から第7頸椎棘突起に向けて縦に走る靱帯．

黄色靱帯：各椎弓板の間を結ぶ靱帯で弾性線維を多く含み伸縮性がある．

棘間靱帯：各椎骨の棘突起の間を結ぶ靱帯．

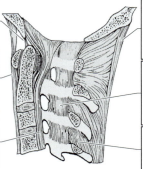

7. 脊柱・顎関節

3) 頸椎のX線像

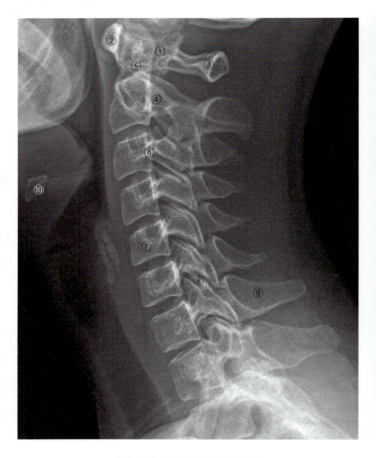

① 環椎	⑥ 横突起
② 前弓	⑦ 椎体
③ 後弓	⑧ 椎間関節
④ 軸椎	⑨ 棘突起
⑤ 歯突起	⑩ 舌骨

脊柱（頸椎）の解剖

4) 頸椎のCT像

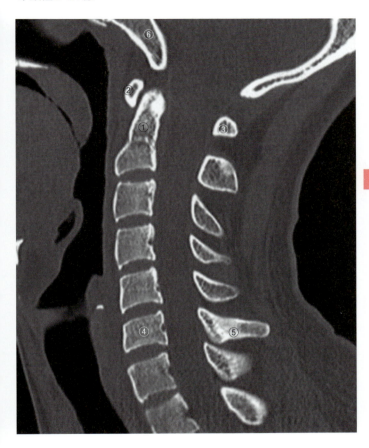

① 歯突起
② 前弓（環椎）
③ 後弓（環椎）
④ 椎体
⑤ 棘突起
⑥ 後頭骨

7. 脊柱・顎関節

5) 頸椎のMRI像

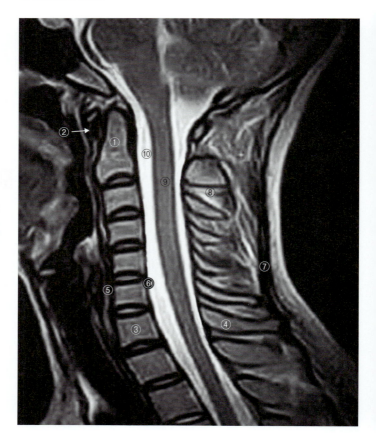

① 歯突起
② 前弓 (環椎)
③ 椎体
④ 棘突起
⑤ 前縦靭帯
⑥ 後縦靭帯
⑦ 項靭帯
⑧ 棘間靭帯
⑨ 脊髄
⑩ クモ膜下腔

頸部の動き

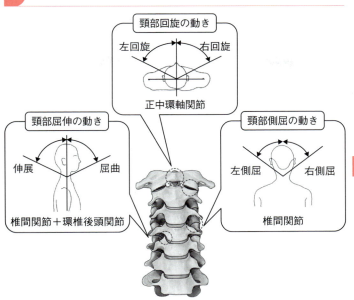

	関節名	頸部の動き		
		屈曲／伸展	回旋	側屈
上部頸椎	環椎後頭関節	○	△	△
	正中環軸関節	△	◎	△
	外側環軸関節	△	○	△
下部頸椎	鉤椎関節	○	△	△
	椎間関節	◎	○	○

7. 脊柱・顎関節

環椎後頭関節・正中環軸関節・椎間関節：頸椎伸展

動きのメカニズム　頸部の伸展

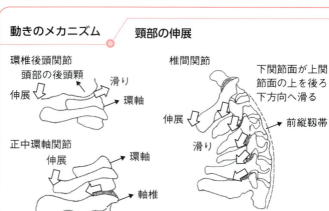

頸部の伸展は上位頸椎と第4から第6頸椎での動きが大きい

● 観察のポイント

頸椎後屈で神経症状を誘発

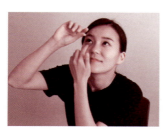

手指のしびれが，うがい，缶ジュース飲み，目薬さし，美容院での洗髪，歯科治療，といった頸椎の後屈で誘発，増強されるものであれば，頸椎由来の神経根症である頻度が高い．

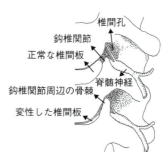

椎間板変性により骨棘が生じ，脊髄神経が圧迫され，神経支配領域での放散痛を引き起こす場合がある．また椎間孔は屈曲位で拡大し，伸展位で狭小化する．

環椎後頭関節・正中環軸関節・椎間関節：頸椎伸展

ROM検査

頸部伸展（後屈）

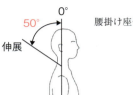

腰掛け座位

制限要因
【伸展】
結合織性：前縦靱帯，前方の関節包
筋性：前頭直筋，頭長筋，胸鎖乳突筋，前・中・後斜角筋の緊張

基本軸：肩峰を通る床への垂直線
移動軸：外耳孔と頭頂を結ぶ線

その他の検査

巻尺での測定

患者を背もたれ付きの椅子に座らせる．
頭部と頸部は解剖学的肢位を開始肢位とする．

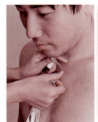 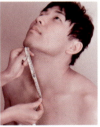

患者は頸部を運動が制限されるまで屈曲，伸展する．

屈曲：巻尺で顎先の先端と胸骨上切痕の距離を測定する．全可動域は胸に顎を触れることができる．可動域の減少に伴い巻尺の測定値は増加する．
伸展：解剖学的肢位と伸展した肢位での測定値の差を評価値とする．
口を開けることで代償する．

7. 脊柱・顎関節

環椎後頭関節・正中環軸関節・椎間関節：頸椎屈曲

動きのメカニズム / 頸部の屈曲

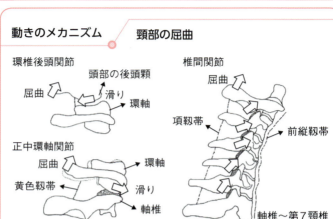

上位頸椎の下関節面が下位の上関節面の上を前上方に滑る

● 観察のポイント

肩峰と耳垂の位置

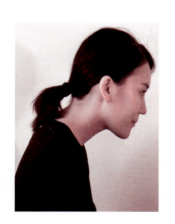

頸椎の動きは，目や耳，鼻からの情報収集に大きな役割を果たしている．加齢による感覚器の低下は，頸部前方位（耳垂の位置が肩峰より前方にある）によって代償される．これが慢性的になると腹部でのアライメントが崩れると共に呼吸，摂食の機能にも影響を及ぼす．

環椎後頭関節・正中環軸関節・椎間関節：頸椎屈曲

ROM検査

頸部屈曲（前屈）

腰掛け座位

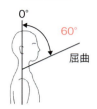

制限要因
【屈曲】
結合織性：後縦靱帯，翼状靱帯の緊張，後方の関節包
筋性：頭半棘筋，頭板状筋，頭最長筋，大・小後頭直筋の緊張

基本軸：肩峰を通る床への垂直線
移動軸：外耳孔と頭頂を結ぶ線

その他の検査

頸部の関節ゆとり運動

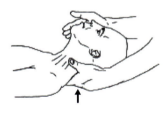

頸椎での関節ゆとり運動は，ほとんどが特定の一つの頸椎に限定したものではなく，全頸椎に及ぶ全体的な運動である．

前後滑動
検者は，患者の息がつまらないよう注意しながら，患者の頭部を支持し，もう一方の手をあごに置く．検者は患者の頭部を前方へ滑らせ，次に後方に滑らせる．この動きの際には，頭部の屈曲，伸展を防止することが必要である．

7. 脊柱・顎関節

正中環軸関節・椎間関節：頸椎回旋

動きのメカニズム 頸部の回旋

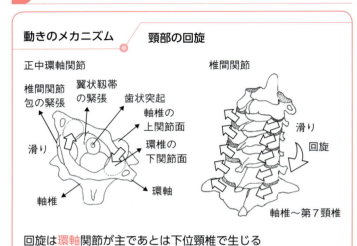

回旋は環軸関節が主であとは下位頸椎で生じる

● 観察のポイント

体幹の回旋による代償

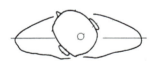

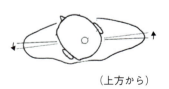

（上方から）

上図は頸部を左に回旋した時には，左右の肩甲帯の位置は水平位である．

下図は右肩甲帯は前方に，左肩甲帯は後方にあり，体幹は左回旋をしている．これは頸部の左回旋に対する代償した動きである．

正中環軸関節・椎間関節：頸椎回旋

ROM検査

頸部回旋

腰掛け座位

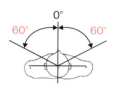

制限要因
【回旋】
結合織性：翼状靱帯，椎間関節関節包
筋性：前・中斜角筋，頭・頸板状筋，大後頭直筋，下頭斜筋，胸鎖乳突筋の緊張

基本軸：両側肩峰を結ぶ線への垂直線
移動軸：鼻梁と後頭結節を結ぶ線

その他の検査

巻尺での測定

患者を背もたれ付の椅子に座らせる．
頭部と頸部は解剖学的肢位を開始肢位とする．

頸部を運動が制限されるまで回旋する（屈曲または伸展はしない）

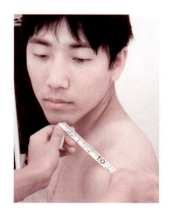

巻尺により頤先の先端と肩峰との距離を測定する．測定は解剖学的肢位と運動限界まで側屈した肢位との測定値の差を評価値とする．

頤先の近くまで肩甲帯を挙上，および前方突出することで代償する．

7. 脊柱・顎関節

環椎後頭関節・椎間関節：頸椎側屈

動きのメカニズム / 頸部の側屈

環椎後頭関節

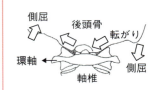

椎間関節

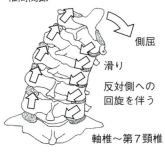

軸椎〜第7頸椎

頸部の側屈には側屈方向と反対方向への回旋が生じる

● 観察のポイント

姿勢保持における頸部の動き

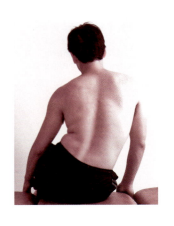

支持面の傾斜が起こった際，頭部・体幹を傾斜側とは反対に側屈させたりしてバランスを崩さないように反応する．

椅子に座った状態で左のお尻を浮かした場合，その釣り合いをとるために体幹や頭部を左に捻じる（側屈する）といった反応が無意識に起こる．

環椎後頭関節・椎間関節：頸椎側屈

ROM検査

頸部側屈

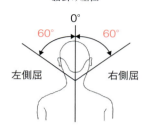

腰掛け座位

制限要因
【側屈】
結合織性：翼状靭帯，椎間関節包
筋性：頸長筋，外側頭直筋，前・中・後斜角筋，上頭斜筋，肩甲挙筋の緊張

基本軸：第7頸椎棘突起と第1仙椎棘突起を結ぶ線（正中線）
移動軸：頭頂と第7頸椎棘突起を結ぶ線

その他の検査

巻尺での測定

患者を背もたれ付きの椅子に座らせる．
頭部と頸部は解剖学的肢位を開始肢位とする．

頸部を運動が制限されるまで側方に曲げる．（回旋しない）

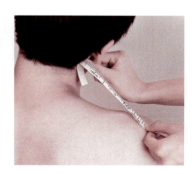

巻尺により乳様突起と肩峰との距離を測定する．測定は解剖学的肢位と運動限界まで側屈した肢位との測定値の差を評価値とする．

耳の近くまで肩甲帯を挙上することで代償する．

183

7. 脊柱・顎関節

胸 椎 ・ 腰 椎

1) 胸椎の関節の区分

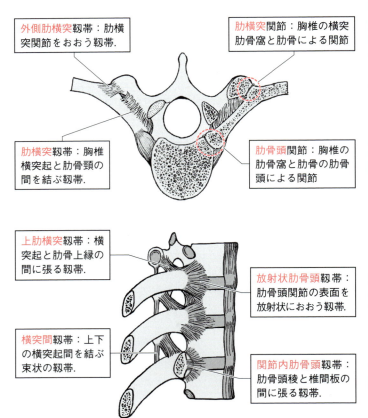

脊柱（胸椎・腰椎）の解剖

2) 胸椎のMRI像

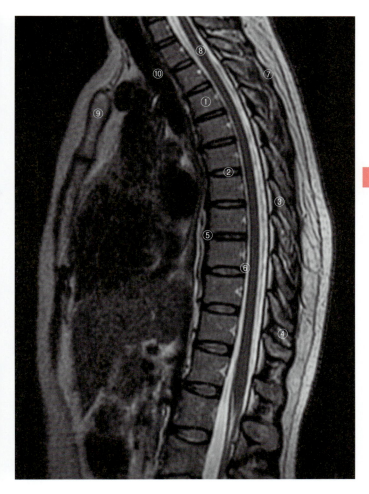

① 椎体（胸椎）　⑥ 後縦靱帯
② 椎間板　　　　⑦ 棘上靱帯
③ 棘突起　　　　⑧ 脊髄
④ 棘間靱帯　　　⑨ 胸骨（柄）
⑤ 前縦靱帯　　　⑩ 気管

7. 脊柱・顎関節

3) 腰椎のX線像

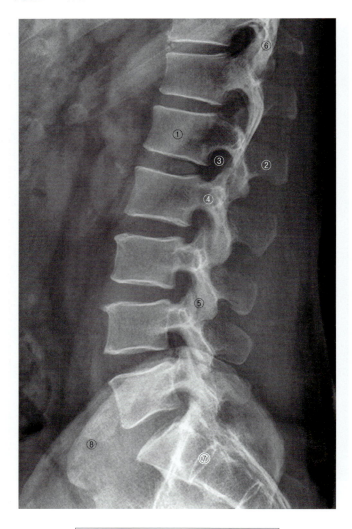

① 椎体（第1腰椎）　⑤ 椎間関節
② 棘突起　　　　　⑥ 肋骨
③ 椎間孔　　　　　⑦ 仙骨
④ 肋骨突起　　　　⑧ 腸骨（腸骨稜）

脊柱（胸椎・腰椎）の解剖

4) 腰椎のMRI像

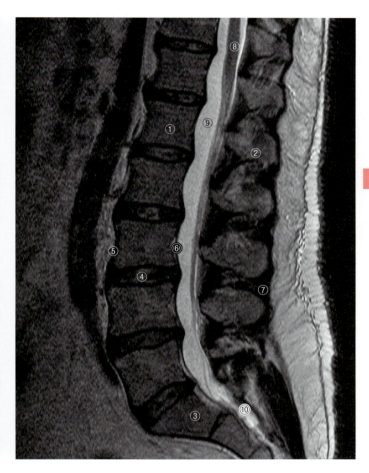

① 椎体（第1腰椎）	⑥ 後縦靱帯
② 棘突起	⑦ 棘上靱帯
③ 仙骨	⑧ 脊髄
④ 椎間板	⑨ クモ膜下腔
⑤ 前縦靱帯	⑩ 仙骨管

7. 脊柱・顎関節

胸腰椎の動き

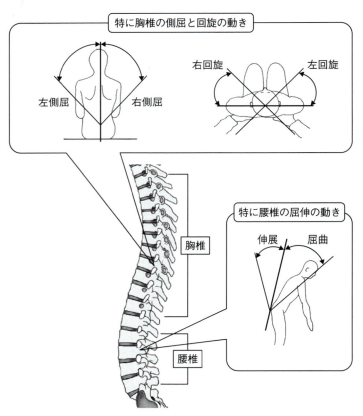

	関節名	胸・腰部の動き		
		屈曲／伸展	回旋	側屈
胸椎	椎間関節	○	◎	○
腰椎	椎間関節	◎	△	○

椎間関節：胸腰部伸展

動きのメカニズム / 体幹の伸展

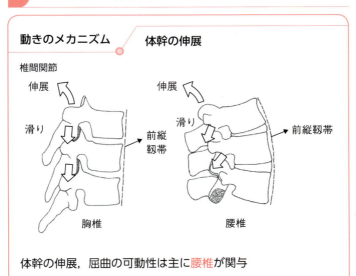

体幹の伸展，屈曲の可動性は主に腰椎が関与

● ROM検査
胸腰部の伸展（後屈）

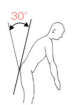

座位，立位，側臥位

基本軸：仙骨後面
移動軸：第1胸椎棘突起と第5腰椎棘突起を結ぶ線

● 観察のポイント
腰椎前弯

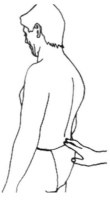

長時間のデスクワークを強いられている人では，骨盤後傾に伴って腰椎前弯減少，あるいは胸椎後弯の増大が認められる．

7. 脊柱・顎関節

椎間関節：胸腰部屈曲

動きのメカニズム　体幹の屈曲

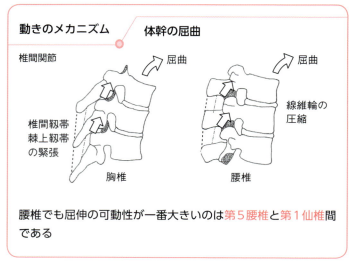

腰椎でも屈伸の可動性が一番大きいのは第5腰椎と第1仙椎間である

観察のポイント

体幹の前屈運動

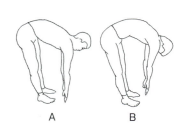

腰を伸ばして手を床につける体幹の前屈運動において，健常では腰椎での40°屈曲に股関節（大腿骨上の骨盤）70°屈曲が加わる．

股関節の屈曲がハムストリングの短縮によって制限されると，腰椎と下位胸椎の屈曲が強要される．

Aは健常であるが，Bは股関節屈曲制限により過度の腰椎屈曲を伴う．

椎間関節：胸腰部屈曲

ROM検査

胸腰部の屈曲（前屈）

0° 45°
第1仙椎棘突起

座位，立位，側臥位

制限要因
椎間関節での滑り，椎間関節包の緊張，椎間靱帯，棘上靱帯の緊張

基本軸：仙骨後面
移動軸：第1胸椎棘突起と第5腰椎棘突起を結ぶ線

その他の検査

巻尺での測定

腰椎の可動域

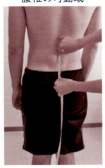

第2仙椎の棘突起より10cm上の位置をマークし，その距離を測定する（上の写真）．次に前屈させ同様に測定する．この2つの測定値の差が腰椎の可動域である（Schoberテスト変法）．

胸腰椎の可動域

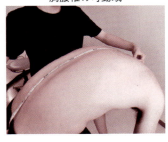

患者は胸を張った状態で立った状態で第7頸椎と第2仙椎の棘突起の間の距離を測定する．次に最大まで体幹を屈曲し，同様に測定する．この2つの測定値の差が胸腰椎の可動域である．

7. 脊柱・顎関節

椎間関節：胸腰部回旋

動きのメカニズム / 胸腰部の回旋

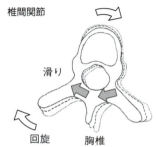

椎間関節
滑り
回旋 胸椎
椎体が右回旋すると棘突起は左に偏位する

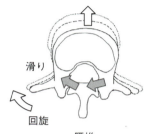

滑り
回旋
腰椎
腰椎は椎体の関節面が上下・前後方向へ滑る

椎体の回旋方向に対して棘突起は逆に回旋する

● ROM検査

胸腰部の回旋

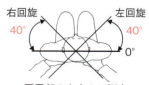

座位
右回旋 40°　左回旋 40°
0°
肩甲部の上方より測定

基本軸：両側の後上腸骨棘を結ぶ線
移動軸：両肩峰を結ぶ線

● その他の検査

巻尺での測定

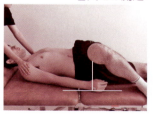

両上肢を最大挙上した背臥位で片側の股関節，膝関節を屈曲90°位から対側方向に移動し，体幹回旋，股関節内転最終域で膝関節内側と床との間の距離を計測する．腰背部の筋群の柔軟性を評価するためのテストである．

椎間関節：胸腰部側屈

動きのメカニズム

体幹の側屈

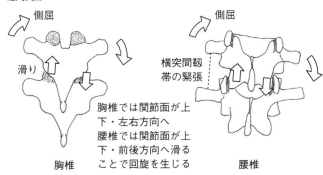

胸椎では関節面が上下・左右方向へ
腰椎では関節面が上下・前後方向へ滑ることで回旋を生じる

胸・腰椎の側屈運動には自動的に回旋運動が生じる

● ROM検査

胸腰部の側屈

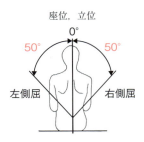

座位，立位
0°
50°　50°
左側屈　右側屈

基本軸：ヤコピー線に立てた垂直線（正中線）
移動軸：第1胸椎棘突起と第5腰椎棘突起を結ぶ線

● その他の検査

巻尺での測定

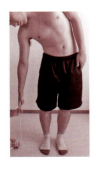

巻尺は中指の先と床との距離を測定する．代償（トリック運動）は体幹の屈曲，伸展，同側の股関節の屈曲，床から同側，または反対側の足が浮く

7. 脊柱・顎関節

臨床で考えよう　　腰椎すべり症の外観

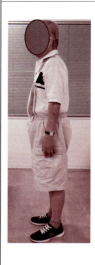

- 80歳男性．
- 動作時での腰痛あり．反ると増強する．
- 両下肢のしびれ，特に右側が強い．

一般的には，中年以上の女性に多い．足に痛みやしびれが出て歩けなくなり，しばらくすると症状が消えて，再び歩けるようになる．「間欠性跛行(かんけつせいはこう)」の症状が特徴である．また進行すると膀胱直腸障害など神経根症状や馬尾(ばび)症状がみられる．

● 画像を視るポイント

腰椎すべり症のX線像

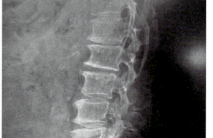

すべりの表現法は，すべりを認める下位の椎体に対して，上位の椎体が前方にすべると前方すべり，後方にすべると後方すべりと表現する．その程度は，Meyerdingの分類（gradeⅠ：25％未満，gradeⅡ：25～50％，gradeⅢ：51～75％，gradeⅢ：76～100％）で表す．

第4・5腰椎椎体の前方すべりで，gradeⅠ，ずれた部分を中心に椎体の形が崩れ，馬尾神経を圧迫する．

椎間関節：胸腰部側屈

臨床で考えよう　　脊柱変性後側弯症の外観

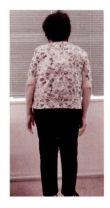

- 70歳女性.
- 20年前からの腰痛である.
- 著明な側弯症と後弯変形を認め，体が前に倒れている.
- 左骨盤が挙上し，前方への回旋位.
- 骨粗鬆症を合併している.

中高年で急速に脊柱が曲がってくる，いわゆる加齢が原因の側弯症を変性側弯という．体幹のバランス低下，また胸郭の変形が生じ，胸郭のコンプライアンスの低下から肺活量が低下を引き起こす．

● 画像を視るポイント

脊柱変形後側弯症のX線像

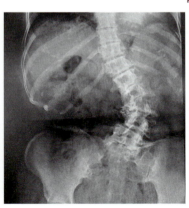

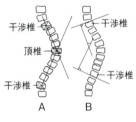

A：ファーガソン (Fergusaon) 法
B：コブ (Cobb) 法

第3腰椎の著明な変性が認められる．椎間板の楔状化による椎体回旋を伴う側方へのすべりが認められる．Cobb角は46°である．

7. 脊柱・顎関節

● 観察のポイント

構築性側弯と姿勢性側弯との違い

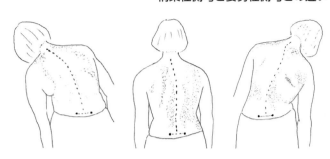

体幹を左に側屈すると，構築性の側弯であれば，右の胸椎カーブは体幹を その凹側(左)へ曲げると消失する．しかし，その凸側へ曲げている間は消えることなく残っている．胸椎のカーブは構築性の変化をきたしているので，それを一次性のカーブといい，腰椎のそれを二次性のカーブという．

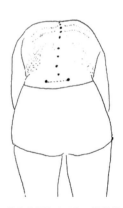

体を前傾させると，構築性の変化がなければ，カーブは消える．
図では右凸の膨隆で構築性の回旋が認められる．

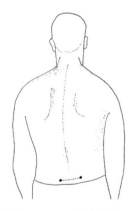

右凸のカーブは姿勢性側弯である．右肩が高位で，肩甲骨外転と突出を伴っている．皮膚のしわは腰の線の凹側にある．この側弯は体幹を前傾すると消える．

椎間関節：胸腰部側屈

5) 胸肋関節と肋椎関節

胸肋関節は胸骨の肋骨切痕と肋骨の胸骨端との結合による半関節である．
肋椎関節は肋骨頭と胸椎の肋骨窩からなる肋骨頭関節，肋骨結節と胸椎の横突肋骨窩からなる肋横突関節の2つの関節から構成される．いずれも平面関節である．

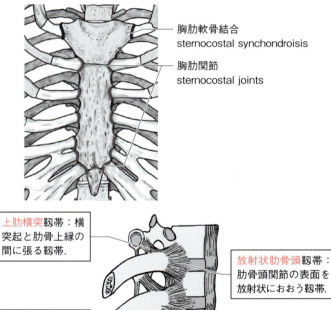

胸肋軟骨結合
sternocostal synchondroisis

胸肋関節
sternocostal joints

上肋横突靱帯：横突起と肋骨上縁の間に張る靱帯．

放射状肋骨頭靱帯：肋骨頭関節の表面を放射状におおう靱帯．

横突間靱帯：上下の横突起間を結ぶ束状の靱帯．

関節内肋骨頭靱帯：肋骨頭稜と椎間板の間に張る靱帯．

7. 脊柱・顎関節

肋椎関節

動きのメカニズム　胸郭の運動

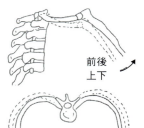

前後
上下

左右

肋骨の運動軸は上位肋骨では前額面，下位肋骨では矢状面に近い，そのため上位肋骨は前後方向，下位肋骨は横方向に動く．

吸息時に胸腔容積を拡大するために胸郭は，上下・前後・左右の方向に動く．下位肋骨の挙上で胸郭の横径が拡大することをバケツの柄運動という．

● 観察のポイント

腹式呼吸と胸式呼吸の違い

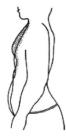

(a) 腹式呼吸　(b) 胸式呼吸

腹式呼吸では，横隔膜が収縮すると，下に降りて腹部が突出し，胸腔内が陰圧になることで外気が取り込まれる（吸気）．横隔膜が弛緩して胸郭が狭くなると，息を吐き出す（呼気）

胸式呼吸では，外肋間筋の活動によって肋骨が持ち上がって胸郭が前後左右に拡大し，これによって肺は伸ばされ息を吸い込む（吸気）．内肋間筋が収縮して胸郭が縮小すると，それによって息を吐き出す（呼気）

肋椎関節

その他の検査

胸郭運動の測定

一般的には胸囲は乳頭レベルで胸郭の周径を測定する．
胸郭の動きは，最も可動性のある剣状突起のレベルで，その最大吸気時と呼気時の周径を測定し，その差，胸郭拡張差によって評価する．
普通成人で5cm以上とされている．

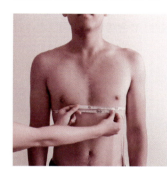

測定は巻尺を使用する．
［肢位］：座位
［開始肢位］：安静位から最大呼気をする．
［最終肢位］：最大吸気をする．
［測定］：巻尺は胸骨剣状突起のレベルで胸の周径を測定する．
胸の広がりの正常範囲の変動は30歳より徐々に減少が始まる．
男性の方が女性より大きい．
その減少は肋椎関節の異常な状態を示唆する可能性がある．

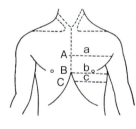

胸郭拡張度の測定（小高による）

A：腋窩高　B：乳頭高　C：剣状突起高
a, b, cは各高における深呼吸差を示す．

$$胸郭運動 (f) = \frac{a + \frac{b+c}{2}}{2}$$

7. 脊柱・顎関節

顎 関 節

1) 関節の区分
　顎関節は側頭骨関節窩と下顎骨の下顎頭による関節で蝶番関節に属する．内部には関節円板があり，円板の上下に関節腔が存在する．このため関節円板自体も関節頭の運動に対応して前後に動きが生じる．この関節の動きは咀嚼（咬合）や会話などの開口および閉口運動を起こす．

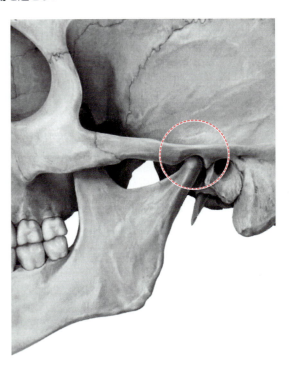

2) 顎関節の靭帯の分布

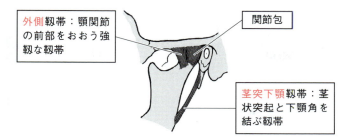

外側靭帯：顎関節の前部をおおう強靭な靭帯

関節包

茎突下顎靭帯：茎状突起と下顎角を結ぶ靭帯

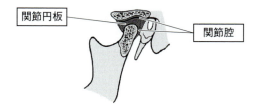

関節円板

関節腔

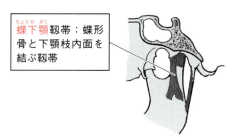

蝶下顎(ちょうかがく)靭帯：蝶形骨と下顎枝内面を結ぶ靭帯

7. 脊柱・顎関節

3) MRI像

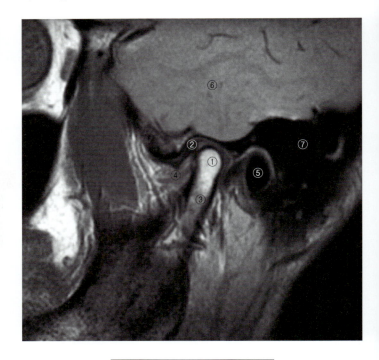

① 下顎頭　　⑤ 外耳孔
② 関節円板　⑥ 側頭葉
③ 下顎頸　　⑦ 胸鎖乳突筋
④ 外側翼突筋

顎関節

動きのメカニズム

顎関節の動き

機能的には主に下顎頭と関節円板との間で回転運動
側頭骨の関節隆起と関節円板との間では滑走運動

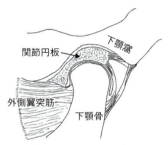

関節円板はコラーゲンを多く含む線維性軟骨で構成され，血管や神経が存在しない．
開口時には下顎頭が下顎窩からさらに前に出るように動く．閉口時には，下顎頭が下顎窩にはまり込む．
関節円板が，下顎頭と協調して開口時には前方移動したり，閉口時には後方移動する．

これは大きく口を開けて，食物を口に入れ，噛みつぶしていくとき，下顎頭を介して，側頭骨に力が過大にかからないように関節円板が協調して移動することにより，圧力を分散させる仕組みになっている．

顎関節は下顎窩（側頭骨）と下顎頭（下顎骨）との間に関節円板を有する

● 観察のポイント

顎関節の動きの測定

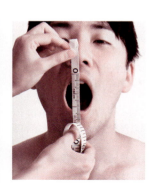

【測定肢位】：座位
【測定】：できるだけ大きく開口するように指示する．
上顎と下顎中央歯の先端を基準点として用い，その間の距離を定規で測定する．
【測定値】：健常成人では35〜40mm
手指3横指幅

参考文献

1) 坂井建雄, 松村讓兒(監訳)：プロテウス解剖学アトラス　解剖学総論/運動器系, 第2版, 医学書院, 2011.

2) Frick H et al(大谷 修訳)：人体解剖学ハンドブック1, 西村書店, 2000.

3) 金子丑之助(原著), 金子勝治, 穐田真澄(改訂)：日本人体解剖学 骨格系・筋系・神経系, 第19版, 南山堂, 2003.

4) Drake RL et al(塩田浩平訳)：グレイ解剖学アトラス, エルゼビア・ジャパン, 2010.

5) 町田 徹, 小林有香(翻訳)：CT・MRI画像解剖ポケットアトラス 第4版 第3巻 脊椎・四肢・関節, メディカル・サイエンス・インターナショナル, 2018.

6) Cailliet R(荻島秀男訳)：図説　運動器の機能解剖, 医歯薬出版, 2001.

7) Neumann DA(嶋田智明, 平田総一郎訳)：筋骨格系のキネシオロジー, 医歯薬出版, 2005.

8) Kapandji IA(荻島秀男監訳, 嶋田智明訳)：カパンディ関節の生理学 I 上肢, 医歯薬出版, 2001.

9) Magee DJ(岩倉博光, 柏森良二訳)：運動器疾患の評価, 医歯薬出版, 1992.

10) Kapandji IA(荻島秀男監訳, 嶋田智明訳)：カパンディ関節の生理学 II 下肢　原著第5版, 医歯薬出版, 2001.

11) 明石 謙(編)：リハビリテーション医学全書4 運動学, 医歯薬出版, 1999.

12) Kapandji IA(荻島秀男監訳, 嶋田智明訳)：カパンディ関節の生理学 III 体幹・脊柱, 医歯薬出版, 2001.

13) McRae R(小野哲郎監訳, 山本利美雄訳)：図解 整形外科診察の進め方, 医学書院, 1983.

14) 鳥巣岳彦, 国分正一(総編集)：標準整形外科学, 第9版, 医学書院, 2005.

15) Hunter LY：Rehabilitation of the Injured Knee, Mosby Inc, 1984.

16) Finerman G：American Academy of Orthopaedic Surgeons Symposium on Sports medicine The knee. Mosby Inc, 1985.

17) 新関真人D.C：図解　姿勢検査法, 医道の日本社, 2012.

18) 和才嘉昭・嶋田智明：リハビリテーション医学全書5 測定と評価, 医歯薬出版, 1984.

19) 博田節夫：関節運動学的アプローチ(AKA), 医歯薬出版, 1993.

20) 公益社団法人全国柔道整復学校協会：柔道整復学 理論編, 改訂第5版, 南江堂, 2017.

21) 公益社団法人全国柔道整復学校協会：柔道整復学 実技編, 改訂第2版, 南江堂, 2017.

索　引

●あ●

アキレス腱皮下包 ⋯⋯⋯⋯⋯ 146
圧迫アプライテスト ⋯⋯⋯⋯ 137
鞍関節 ⋯⋯⋯⋯⋯⋯⋯⋯⋯⋯ 3

●い●

インピンジメント徴候 ⋯⋯⋯ 31

●う●

ヴァイトブレヒト孔 ⋯⋯⋯⋯ 39
烏口肩峰靱帯 ⋯⋯⋯⋯⋯ 8, 14
烏口鎖骨靱帯 ⋯⋯⋯⋯⋯ 8, 14
烏口上腕靱帯 ⋯⋯⋯⋯⋯⋯ 14
烏口腕筋下滑液下包 ⋯⋯⋯⋯ 15
内がえし ⋯⋯⋯⋯⋯⋯⋯⋯⋯ 161
運動の自由度 ⋯⋯⋯⋯⋯⋯⋯ 9

●え●

遠位指節間関節 ⋯⋯⋯⋯⋯⋯ 61
遠位趾節間関節 ⋯⋯⋯⋯⋯ 143
円錐靱帯 ⋯⋯⋯⋯⋯⋯⋯⋯ 14

●お●

横手根靱帯 ⋯⋯⋯⋯⋯⋯⋯⋯ 63
黄色靱帯 ⋯⋯⋯⋯⋯⋯⋯ 7, 171
横足根関節 ⋯⋯⋯⋯⋯⋯⋯ 143
横突間靱帯 ⋯⋯⋯⋯⋯ 184, 197
凹凸の法則 ⋯⋯⋯⋯⋯⋯⋯ 12

●か●

外果皮下包 ⋯⋯⋯⋯⋯⋯⋯⋯ 146
外側環軸関節 ⋯⋯⋯⋯⋯⋯ 170
外側距踵靱帯 ⋯⋯⋯⋯⋯⋯ 144
外側膝蓋支帯 ⋯⋯⋯⋯⋯⋯ 118
外側手根側副靱帯 ⋯⋯⋯⋯⋯ 62
外側靱帯 ⋯⋯⋯⋯⋯⋯⋯⋯ 201
外側側副靱帯 ⋯⋯⋯⋯ 44, 118, 144
外側側副靱帯損傷 ⋯⋯⋯⋯⋯ 163
外側半月 ⋯⋯⋯⋯⋯⋯⋯⋯ 119
外側肋横突靱帯 ⋯⋯⋯⋯⋯ 184
介達外力 ⋯⋯⋯⋯⋯⋯⋯⋯ 39
回内外制限 ⋯⋯⋯⋯⋯⋯⋯ 56
外反ストレステスト ⋯⋯⋯⋯ 136
外反肘 ⋯⋯⋯⋯⋯⋯⋯⋯⋯⋯ 53

外反母趾 ⋯⋯⋯⋯⋯⋯⋯⋯ 166
かぎたばこ入れ ⋯⋯⋯⋯⋯⋯ 77
顎関節 ⋯⋯⋯⋯⋯⋯⋯ 200, 203
下脛腓関節 ⋯⋯⋯⋯⋯⋯⋯ 152
下肢荷重線 ⋯⋯⋯⋯⋯⋯⋯ 129
下肢長 ⋯⋯⋯⋯⋯⋯⋯⋯⋯⋯ 97
顆状関節 ⋯⋯⋯⋯⋯⋯⋯⋯ 3
下伸筋支帯 ⋯⋯⋯⋯⋯⋯⋯ 146
下垂指 ⋯⋯⋯⋯⋯⋯⋯⋯⋯⋯ 86
下垂手 ⋯⋯⋯⋯⋯⋯⋯⋯⋯⋯ 86
肩の動き ⋯⋯⋯⋯⋯⋯⋯⋯ 21
下跳躍関節 ⋯⋯⋯⋯⋯⋯⋯ 143
滑液 ⋯⋯⋯⋯⋯⋯⋯⋯⋯⋯ 5, 6
滑液包 ⋯⋯⋯⋯⋯⋯⋯⋯⋯ 15
滑膜 ⋯⋯⋯⋯⋯⋯⋯⋯⋯⋯ 5, 6
滑膜性関節 ⋯⋯⋯⋯⋯⋯⋯ 1, 5
可動関節 ⋯⋯⋯⋯⋯⋯⋯⋯ 5
下橈尺関節 ⋯⋯⋯⋯⋯⋯⋯ 56
下腓骨筋支帯 ⋯⋯⋯⋯⋯⋯ 146
からだの面 ⋯⋯⋯⋯⋯⋯⋯⋯ 9
寛骨 ⋯⋯⋯⋯⋯⋯⋯⋯⋯⋯ 1
寛骨臼横靱帯 ⋯⋯⋯⋯⋯⋯ 88
関節 ⋯⋯⋯⋯⋯⋯⋯⋯⋯⋯ 1
関節運動 ⋯⋯⋯⋯⋯⋯⋯⋯ 9
関節円板 ⋯⋯⋯⋯⋯⋯⋯⋯ 14
関節可動域 ⋯⋯⋯⋯⋯⋯⋯ 10
関節腔 ⋯⋯⋯⋯⋯⋯⋯⋯⋯ 5
関節弛緩性テスト(東大式) ⋯⋯ 168
関節上腕靱帯 ⋯⋯⋯⋯⋯⋯ 14
関節内胸肋靱帯 ⋯⋯⋯⋯⋯ 14
関節内靱帯 ⋯⋯⋯⋯⋯⋯⋯ 7
関節内肋骨頭靱帯 ⋯⋯⋯ 184, 197
関節軟骨 ⋯⋯⋯⋯⋯⋯⋯⋯ 5
関節包 ⋯⋯⋯⋯⋯⋯⋯⋯⋯ 5
関節包外靱帯 ⋯⋯⋯⋯⋯⋯ 8
関節包靱帯 ⋯⋯⋯⋯⋯⋯⋯ 8
環椎後頭関節 ⋯⋯⋯ 176, 178, 182
環椎十字靱帯 ⋯⋯⋯⋯⋯⋯ 171

● 索 引

● き ●

球関節	4
臼状関節	4
弓状膝窩靱帯	118
胸郭運動	199
胸鎖関節	13, 22, 40
胸鎖靱帯	14
胸椎	184
胸腰椎	188
胸腰部回旋	192
胸腰部屈曲	190
胸腰部伸展	189
胸腰部側屈	193
胸肋関節	197
棘果長	97
棘間靱帯	171
距骨下関節	143, 160
距骨滑車面	152
距舟靱帯	144
距踵舟関節	143
距腿関節	3, 143, 152, 156
近位指節間関節	61
近位趾節間関節	143, 165

● く ●

屈筋支帯	63, 146
靴着脱動作	108
クレイグテスト	109
クレピタス	31

● け ●

脛骨大腿関節	117, 128, 132
脛骨皮下包	120
頸椎	170
頸椎回旋	180
頸椎屈曲	178
頸椎伸展	176
頸椎側屈	182
茎突下顎靱帯	201
脛腓関節	117
頸部の動き	175
楔舟関節	143
結帯動作	37
結髪動作	37
肩関節	13
肩関節烏口下脱臼	38

肩関節周囲炎	34
肩関節前方脱臼	39
肩甲下筋腱下包	15
肩甲胸郭関節	13, 24, 40
肩甲上腕関節	4, 13, 28, 32, 36
肩甲上腕リズム	32
肩甲帯	22
肩鎖関節	4, 13, 24
肩鎖関節上方脱臼	26
肩鎖靱帯	14
ゲンスレンテスト	115
腱性槌指	85
腱板	31
腱板損傷	30, 35
肩峰下滑液包炎	35
肩峰下関節	13
肩峰下包	15
肩峰皮下包	15

● こ ●

後距踵靱帯	144
後距腓靱帯	144
後脛腓靱帯	144
後骨間神経障害	86
後十字靱帯	119
後縦靱帯	171
項靱帯	171
後仙腸靱帯	111
構築性側弯	196
鈎椎関節	170
広背筋腱下包	15
後半月大腿靱帯	119
後腓骨頭靱帯	118
後方押し込みテスト	137
後方脱臼	107
股関節	4, 87, 96, 100, 104, 108
股関節後方脱臼	106
股関節の動き	95
五十肩	34
骨間距踵靱帯	145
骨間楔間靱帯	145
骨間楔立方靱帯	145
骨間楔中足靱帯	145
骨間手根間靱帯	63
骨間中手靱帯	63

索　引

骨間中足靱帯	145
骨間肘包	45
骨結合	1
骨頭	28

●さ●

最終域感	11
鎖骨間靱帯	14
坐骨大腿靱帯	88
三角筋下包	15
三角靱帯	144
三角靱帯損傷	162
三角線維軟骨	63
三角線維軟骨複合体	63
三角線維軟骨複合体損傷	74
三頭筋腱下包	45

●し●

指間水かき	76
指示靱帯	7
姿勢性側弯	196
指節間関節	2
歯尖靱帯	171
膝横靱帯	119
膝蓋骨圧迫テスト	139
膝蓋骨外側脱臼	140
膝蓋骨跳動テスト	139
膝蓋脂肪体	120
膝蓋上包	120
膝蓋靱帯	118
膝蓋前皮下包	120
膝蓋大腿関節	117, 138
膝関節	3, 117
膝後十字靱帯損傷	134
膝十字靱帯	8
膝前十字靱帯損傷	135
指背腱膜	64
締まりの肢位	12
尺骨神経麻痺	86
斜索	44
車軸関節	2
斜膝窩靱帯	118
尺骨三角骨靱帯	63
自由可動関節	1
舟状骨骨折	77
終末伸展回旋	128

手根間関節	4, 61
手根中央関節	61, 72
手根中手関節	3, 61
上肩甲横靱帯	14
踵骨後部滑液包	146
硝子軟骨	5
上伸筋支帯	146
掌側尺骨手根靱帯	62
掌側手根中手靱帯	62
掌側中手靱帯	62
掌側橈骨手根靱帯	62
掌側橈尺靱帯	62
上跳躍関節	143
小殿筋転子包	89
上橈尺関節	43, 56
上腓骨筋支帯	146
踵腓靱帯	144
踵立方関節	143
踵立方靱帯	144
上肋横突靱帯	184, 197
上腕横靱帯	14
上腕骨内側上顆骨折	58
上腕二頭筋筋緊張	52
上腕二頭筋長頭腱炎	35
ショパール関節	143
深横中手靱帯	63
伸筋支帯	64
深膝蓋下包	120
靱帯	5, 7, 14
靱帯結合	1

●せ●

正中環軸関節	2, 170, 176, 178, 180
脊柱	169
脊柱変性後側弯症	195
石灰性腱炎	35
線維性連結	1
線維膜	5
仙棘靱帯	111
前距腓靱帯	144
前距腓靱帯損傷	162
前脛腓靱帯	144
仙結節靱帯	111
前後滑動	179
仙骨	1

207

● 索 引

浅膝蓋下包 ……………………… 120
前十字靱帯 ……………………… 119
前十字靱帯損傷 ………………… 136
前縦靱帯 ………………………… 171
前仙腸靱帯 ……………………… 111
仙腸関節 ……………… 4, 87, 110, 114
仙腸関節障害 …………………… 114
前方脱臼 ………………………… 107
前方引き出しテスト …………… 137
前腕骨間膜 ……………………… 44
前腕両骨脱臼 …………………… 55

●そ●
双顆状 …………………………… 3
総指伸筋腱鞘 …………………… 64
足関節脱臼骨折 ………………… 154
足根中足関節 …………………… 143
足底腱膜 ………………………… 146
側副靱帯 ………………………… 63
足部の動き ……………………… 151
鼡径靱帯 ………………………… 111
外がえし ………………………… 161

●た●
第Ⅱ～Ⅴ指の中手指節関節 …… 82
大円筋腱下包 …………………… 15
体肢 ……………………………… 9
大腿脛骨角 ……………………… 129
大腿骨頸部骨折 ………………… 102
大腿骨前捻角 …………………… 109
大腿骨頭靱帯 …………………… 88
大殿筋坐骨包 …………………… 89
大殿筋転子包 …………………… 89
大転子皮下包 …………………… 89
楕円関節 ………………………… 3
多軸性関節 ……………………… 2
ダッシュボード損傷 …………… 107
手綱靱帯 ………………………… 85
短足底靱帯 ……………………… 145
単独脱臼 ………………………… 55
短母指伸筋腱鞘 ………………… 64

●ち●
恥骨円板 ………………………… 111
恥骨間結合 ……………………… 1
恥骨弓靱帯 ……………………… 111
恥骨結合 ………………………… 110

恥骨大腿靱帯 …………………… 88
肘角 ……………………………… 53
肘関節 …………………………… 43
肘関節腔 ………………………… 45
肘関節脱臼 ……………………… 54
中手指節関節 ………………… 3, 61
中心性脱臼 ……………………… 107
中足趾節関節 ………… 143, 164, 165
中殿筋転子包 …………………… 89
肘頭皮下包 ……………………… 45
蝶下顎靱帯 ……………………… 201
腸脛靱帯 ………………………… 89
腸骨大腿靱帯 ………………… 8, 88
長足底靱帯 ……………………… 145
腸恥包 …………………………… 89
蝶番関節 ………………………… 2
長母指外転筋腱鞘 ……………… 64
長母指伸筋腱鞘 ………………… 64
腸腰筋 …………………………… 96
腸腰筋腱下包 …………………… 89
腸腰靱帯 ………………………… 111
直達外力 ………………………… 39
陳旧性膝関節軟部組織損傷 …… 134

●つ●
椎間関節 …… 4, 169, 170, 176, 178, 180,
　　182, 189, 190
椎間板 …………………………… 169
突き指 …………………………… 84

●て●
底側踵舟靱帯 …………………… 145
底側踵立方靱帯 ………………… 145
底側足根中足靱帯 ……………… 145
底側立方舟靱帯 ………………… 145
手の動き ………………………… 69
手の関節 ………………………… 61
転子果長 ………………………… 97

●と●
凍結肩 …………………………… 34
豆鈎靱帯 ………………………… 63
橈骨手根関節 ……… 3, 61, 70, 71, 72, 73
橈骨神経高位麻痺 ……………… 86
橈骨神経低位麻痺 ……………… 86
橈骨輪状靱帯 …………………… 44
橈尺関節 ………………………… 2

索 引

ドゥシャンヌ ‥‥‥‥‥‥‥‥‥ 104
導靱帯 ‥‥‥‥‥‥‥‥‥‥‥‥‥ 7
豆中手靱帯 ‥‥‥‥‥‥‥‥‥‥ 62
疼痛回避性 ‥‥‥‥‥‥‥‥‥‥ 32
ドロップアームサイン ‥‥‥‥‥ 31

●な●
内果皮下包 ‥‥‥‥‥‥‥‥‥ 146
内側距踵靱帯 ‥‥‥‥‥‥‥‥ 144
内側膝蓋支帯 ‥‥‥‥‥‥‥‥ 118
内側縦アーチ ‥‥‥‥‥‥‥‥ 160
内側手根側副靱帯 ‥‥‥‥‥‥ 62
内側側副靱帯 ‥‥‥‥‥ 44, 118, 144
内側側副靱帯損傷 ‥‥‥‥ 136, 163
内側半月 ‥‥‥‥‥‥‥‥‥‥ 119
内反ストレステスト ‥‥‥‥‥ 136
内反肘 ‥‥‥‥‥‥‥‥‥‥‥‥ 53
内閉鎖筋坐骨包 ‥‥‥‥‥‥‥ 89
軟骨性結合 ‥‥‥‥‥‥‥‥‥‥ 1

●に●
二頭筋長頭腱鞘 ‥‥‥‥‥‥‥ 15
二頭筋橈骨包 ‥‥‥‥‥‥‥‥ 45
二分靱帯 ‥‥‥‥‥‥‥‥‥‥ 144

●は●
背側手根間靱帯 ‥‥‥‥‥‥‥ 62
背側手根中手靱帯 ‥‥‥‥‥‥ 62
背側中手靱帯 ‥‥‥‥‥‥‥‥ 62
背側橈骨手根靱帯 ‥‥‥‥‥‥ 62
背側橈尺靱帯 ‥‥‥‥‥‥‥‥ 62
パトリックテスト ‥‥‥‥‥‥ 115
半月板損傷 ‥‥‥‥‥‥‥‥‥ 136

●ひ●
ピアノキー症状 ‥‥‥‥‥‥‥ 26
膝の動き ‥‥‥‥‥‥‥‥‥‥ 127
肘の動き ‥‥‥‥‥‥‥‥‥‥ 51
腓腹筋腱下包 ‥‥‥‥‥‥‥‥ 120
ヒューター三角 ‥‥‥‥‥‥‥ 53
ヒューター線 ‥‥‥‥‥‥‥‥ 53

●ふ●
付着靱帯 ‥‥‥‥‥‥‥‥‥‥‥ 7
不動関節 ‥‥‥‥‥‥‥‥‥‥‥ 1

●へ●
平面関節 ‥‥‥‥‥‥‥‥‥ 2, 4
変形性股関節症 ‥‥‥‥‥‥‥ 98
変形性膝関節症 ‥‥‥‥‥‥‥ 130

変形性母指手根中手関節症 ‥‥‥ 78

●ほ●
縫合 ‥‥‥‥‥‥‥‥‥‥‥‥‥‥ 1
放射状手根靱帯 ‥‥‥‥‥‥‥ 62
放射状肋骨頭靱帯 ‥‥‥‥ 184, 197
補強靱帯 ‥‥‥‥‥‥‥‥‥‥‥ 7
母指手根中手関節 ‥‥‥‥‥‥ 76
母指の中手指節関節 ‥‥‥‥‥ 80
ポット骨折 ‥‥‥‥‥‥‥‥‥ 154

●ま●
マーレットフィンガー ‥‥‥‥ 85
マックマレーテスト ‥‥‥‥‥ 136

●み●
ミクリッツ線 ‥‥‥‥‥‥‥‥ 129

●め●
メニスカス類似体 ‥‥‥‥‥‥ 63

●ゆ●
有痛弧徴候 ‥‥‥‥‥‥‥‥‥ 31
緩みの肢位 ‥‥‥‥‥‥‥‥‥ 12

●よ●
腰椎すべり症 ‥‥‥‥‥‥‥‥ 194
翼状靱帯 ‥‥‥‥‥‥‥‥‥‥ 171
抑制靱帯 ‥‥‥‥‥‥‥‥‥‥‥ 7

●ら●
らせん関節 ‥‥‥‥‥‥‥‥ 3, 52
ラックマンテスト ‥‥‥‥‥‥ 137

●り●
リーチ動作 ‥‥‥‥‥‥‥‥‥ 24
梨状筋滑液包 ‥‥‥‥‥‥‥‥ 89
リスフラン関節 ‥‥‥‥‥‥‥ 143
リスフラン靱帯損傷 ‥‥‥‥‥ 158
菱形靱帯 ‥‥‥‥‥‥‥‥‥‥ 14
輪帯 ‥‥‥‥‥‥‥‥‥‥‥‥ 88

●る●
ルシュカ関節 ‥‥‥‥‥‥‥‥ 170
ルビエール孔 ‥‥‥‥‥‥‥‥ 39

●れ●
レッグエクステンション ‥‥‥ 142

●ろ●
肋横突関節 ‥‥‥‥‥‥‥‥‥ 184
肋横突靱帯 ‥‥‥‥‥‥‥‥‥ 184
肋鎖靱帯 ‥‥‥‥‥‥‥‥‥‥ 14
肋椎関節 ‥‥‥‥‥‥‥‥ 197, 198
肋骨頭関節 ‥‥‥‥‥‥‥‥‥ 184

● 索 引

肋骨肋軟骨関節 ················· 14

●わ●
腕尺関節 ····················· 3, 43, 52
腕橈関節 ························ 43, 56

●数字●
1軸性関節 ························· 2
2軸性関節 ························· 2

●欧文字●
close packed position ············· 12
CM 関節 ························ 61, 76
CPP ····························· 12
Craig test ······················ 109
crepitus ························· 31
DIP 関節 ···················· 61, 143
drop arm sign ···················· 31
drop finger ······················ 86
drop hand ······················· 86
FAT ···························· 129
Femoro-Tibial Angle ············· 129
Gaenslen test ··················· 115
impingement sign (Neer) ·········· 31

Leg Extension ··················· 142
loose packed position ············· 12
LPP ····························· 12
Mechanical axis ················· 129
MP 関節 ····················· 61, 143
N-テスト ······················· 137
painful arc sign ·················· 31
Patrick test ····················· 115
PIP 関節 ···················· 61, 143
Pott 骨折 ······················· 154
range of motion ·················· 10
ROM ····························· 10
rotator cuff ····················· 31
rotator cuff 損傷 ················· 31
Rouviere foramen ················ 39
scapulohumeral rhythm ··········· 32
Schober テスト変法 ············· 191
screw-home rotaition ············· 128
TFCC ························· 63, 74
triangular fibrocartilage complex ·· 75
Weitbrecht foramen ·············· 39

関節学ハンドブック　　　　　　　　　　ISBN978-4-263-26609-0

2019年12月10日　第1版第1刷発行

著　者　飯　島　治　之
　　　　盆子原　秀　三
　　　　山　本　　　清

発行者　白　石　泰　夫

発行所　医歯薬出版株式会社

〒113-8612　東京都文京区本駒込1-7-10
TEL. (03) 5395-7626 (編集)・7616 (販売)
FAX. (03) 5395-7624 (編集)・8563 (販売)
https://www.ishiyaku.co.jp/
郵便振替番号 00190-5-13816

乱丁,落丁の際はお取り替えいたします.　　　　印刷・真興社／製本・愛千製本所
© Ishiyaku Publishers, Inc., 2019. Printed in Japan

本書の複製権・翻訳権・翻案権・上映権・譲渡権・貸与権・公衆送信権(送信可能化権を含む)・口述権は,医歯薬出版(株)が保有します.

本書を無断で複製する行為(コピー,スキャン,デジタルデータ化など)は,「私的使用のための複製」などの著作権法上の限られた例外を除き禁じられています.また私的使用に該当する場合であっても,請負業者等の第三者に依頼し上記の行為を行うことは違法となります.

JCOPY <出版者著作権管理機構 委託出版物>

本書をコピーやスキャン等により複製される場合は,そのつど事前に出版者著作権管理機構(電話03-5244-5088,FAX 03-5244-5089,e-mail:info@jcopy.or.jp)の許諾を得てください.

筋学ハンドブック

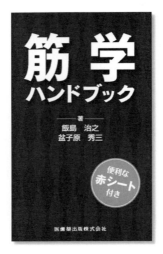

飯島治之・盆子原秀三 著
新書判変形 248 頁
定価（本体 2,300 円+税）
ISBN978-4-263-21936-2

● 解剖学，運動学，臨床をコンパクトに結びつけ理解を深めるテキストブック！
● 見開きの左頁で筋の知識，右頁では筋の運動学的特徴，徒手筋力検査法(MMT)，臨床での着目点などを解説．

目次&本文サンプルはこちらから！

QRコードを読み取ると
詳しい情報が
ご覧いただけます

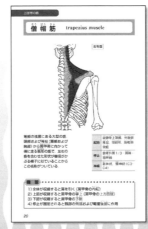

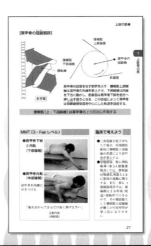

医歯薬出版株式会社 https://www.ishiyaku.co.jp/
〒113-8612 東京都文京区本駒込1-7-10　TEL03-5395-7610　FAX03-5395-7611